儿科临床思维与实践
ERKE LINCHUANG SIWEI YU SHIJIAN

主编 曹新花 张 敏 杨 梅 黄东梅

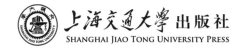

上海交通大学出版社
SHANGHAI JIAO TONG UNIVERSITY PRESS

内容提要

本书在常规诊治方法的基础上，结合国内外儿科学诊疗指南及大量临床病例，介绍了儿科临床工作中遇到的各种常见病和多发病，从病因、发病机制、临床表现、辅助检查、诊断和鉴别诊断、治疗和预防等方面进行全面系统的阐述。本书适合儿科医师、进修医师、医学院校学生等参考使用。

图书在版编目（CIP）数据

儿科临床思维与实践 / 曹新花等主编. --上海 ：
上海交通大学出版社，2023.10
ISBN 978-7-313-27822-7

Ⅰ．①儿… Ⅱ．①曹… Ⅲ．①小儿疾病－诊疗 Ⅳ.
①R72

中国版本图书馆CIP数据核字（2022）第214712号

儿科临床思维与实践
ERKE LINCHUANG SIWEI YU SHIJIAN

主　　编：曹新花　张　敏　杨　梅　黄东梅
出版发行：上海交通大学出版社　　　　　地　　址：上海市番禺路951号
邮政编码：200030　　　　　　　　　　　电　　话：021-64071208
印　　制：广东虎彩云印刷有限公司
开　　本：710mm×1000mm　1/16　　　经　　销：全国新华书店
字　　数：213千字　　　　　　　　　　印　　张：12.25
版　　次：2023年10月第1版　　　　　　插　　页：2
书　　号：ISBN 978-7-313-27822-7　　　印　　次：2023年10月第1次印刷
定　　价：158.00元

编委会

◎ **主　编**

曹新花　张　敏　杨　梅　黄东梅

◎ **副主编**

李　丛　宋治军　刘　帅　徐书芬

◎ **编　委**（按姓氏笔画排序）

刘　帅（河北省儿童医院）

李　丛（聊城市人民医院）

李焕云（中国人民解放军联勤保障部队第九六零医院泰安医疗区）

杨　梅（济宁市任城区人民医院）

宋治军（湖北省黄石爱康医院）

张　敏（鲁西南医院）

徐书芬（聊城市东昌府区中医院）

黄东梅（梁山县人民医院）

曹新花（梁山县人民医院）

主编简介

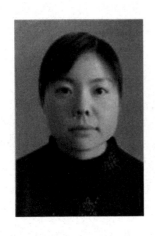

◎ 曹新花

　　女，毕业于济宁医学院临床医学专业，现就职于山东省济宁市梁山县人民医院儿科。擅长对新生儿缺氧缺血性脑病、新生儿窒息复苏、新生儿呼吸窘迫综合征、新生儿败血症、新生儿高胆红素血症、早产儿等的救治。曾多次荣获"优秀医师"等荣誉称号。发表论文6篇，出版著作3部

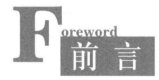

　　儿科学是研究婴儿、儿童、青少年身心健康、生长发育、疾病防治的一门学科。进入21世纪以来,科学技术突飞猛进地发展,带动了医学科学的发展,儿科学亦在基础研究与临床应用方面取得了较大进展,新技术、新方法、新药物不断涌现。儿科学的进展关系到儿童的身体健康,小儿常见疾病若得不到及时、正确的诊断和治疗,将会错过最佳时机,导致严重的并发症和后遗症,重者或威胁患儿的生命,这对儿科医护人员的理论水平和技术素质提出了更高的要求。因此,如何早期诊断并组织治疗,就成为问题的关键。为了推广目前国内儿科临床诊治领域的先进经验、提升儿科临床诊治医师的诊疗水平,并最终提高临床疾病的诊断率与治愈率,我们在参阅国内外相关研究进展的基础上,结合临床经验编写了《儿科临床思维与实践》一书。

　　本书旨在推广儿科领域的新知识、新技术和新方法,帮助临床工作者对儿科疾病做出准确诊断,从而给予及时、恰当的治疗,以促进小儿早日康复并健康地发育成长。在内容编排上,介绍了儿科临床工作中遇到的各种常见病和多发病,在不同疾病的阐述过程中,结合了国内外儿科学诊疗指南及大量的临床诊治经验,从病因、发病机制、临床表现、辅助检查、诊断和鉴别诊断、治疗和预防等方面进行全面系统地阐述,力求反映儿科学的最新科研动态。本书既有一定深度和广度,内容条理清楚、重点突出;又紧密结合临床实践,可以为临床医师提供一个清晰明了的诊疗指导,在理论知识与临床实践之间架设起一座桥梁,使住院医师能在短时间内掌握诊断、治疗的基本流程,有助于提高专业技能。

　　本书全体编者均以科学、严谨、高度负责的态度完成了编写工作,但由于儿科常见病诊疗涉及面广,其理论和实践不断发展和变化,加之编者水平和经验有限,书中存在的欠妥之处,敬请读者批评指正,以达到共同进步、共同促进儿童健康成长的目的。

《儿科临床思维与实践》编委会

2022 年 12 月

Contents 目 录

第一章

新生儿疾病

第一节　新生儿缺氧缺血性脑病

新生儿缺氧缺血性脑病(hypoxic ischemic encephalopathy,HIE)是指在围生期窒息而导致脑的缺氧缺血性损害。临床出现一系列脑病表现。本症不仅严重威胁着新生儿的生命,并且是新生儿期后病残儿中最常见的病因之一。

一、病因及发病机制

缺氧是新生儿缺氧缺血性脑病的主要病因,缺氧缺血性损伤可发生在围生期各个阶段。生前、出生时、生后均可发生。缺氧后可引起脑血流动力学改变、脑细胞能量代谢障碍、自由基损伤、细胞内钙超载、兴奋性氨基酸堆积及神经细胞凋亡等,多种发病机制交互作用,逐渐导致不可逆的脑损伤。

二、诊断

(一)症状及体征

1.轻度

生后 24 小时内症状最明显,以后逐渐减轻。无意识障碍。其特点为过度兴奋状态,如易激惹、对刺激反应过强、肌张力正常或增高,拥抱反射活跃,脑神经检查正常,前囟不紧张,无惊厥发生,脑电图正常。很少留有神经系统后遗症。

2.中度

患儿有意识障碍,如嗜睡或意识迟钝、出现惊厥、拥抱反射减弱、肌张力减退、呼吸暂停,前囟可饱满,脑电图检查可异常。

3.重度

生后即处于浅昏迷或昏迷状态,呼吸不规则、暂停或呼吸衰竭,生后 12 小时之内开始惊厥,浅反射及新生儿反射均消失,肌张力低下,瞳孔对光反射消失,前囟膨隆,脑电图呈现暴发抑制波形,病死率高,幸存者多留有神经系统后遗症。

(二)诊断标准

1.临床表现

临床表现是诊断 HIE 的主要依据,同时具备以下 4 条者可确诊,第 4 条暂时不能确定者可作为拟诊病例。

(1)有明确的可导致胎儿宫内窘迫的异常产科病史及严重的胎儿宫内窘迫表现(胎心<100 次/分,持续 5 分钟以上,和/或羊水Ⅲ度污染或者在分娩过程中有明显窒息史)。

(2)出生时有重度窒息:指 Apgar 评分 1 分钟≤3,并延续至 5 分钟时仍≤5;和/或出生时脐动脉血气 pH≤7。

(3)出生后不久出现神经系统症状,并持续至 24 小时以上,如意识改变(过度兴奋、嗜睡、昏迷),肌张力改变(增高或减弱),原始反射异常(吸吮、拥抱反射减弱或消失),病重时可有惊厥,脑干症状(呼吸节律改变、瞳孔改变、对光反应迟钝或消失)和前囟张力增高。

(4)排除电解质紊乱、颅内出血和产伤等原因引起的抽搐,及宫内感染、遗传代谢性疾病和其他先天性疾病所引起的脑损伤。

2.辅助检查

可协助临床了解 HIE 时脑功能和结构的变化及明确 HIE 的神经病理类型,有助于对病情的判断,作为估计预后的参考。

(1)脑电图:在生后 1 周内检查。表现为脑电活动延迟(落后于实际胎龄)、异常放电、缺乏变异、背景活动异常(以低电压和暴发抑制为主)等。早期脑电图很重要,不仅能评估脑病的程度和明确癫痫发作,还可能有助于判断早期预后。动态脑电图对判断预后也有帮助。生后 1 周脑电图检查好转,结合临床状况改善,可能有较好的远期结局。

有条件时,可在出生早期进行动态心电图连续监测,与常规脑电图相比,具有经济、简便、有效和可连续监测等优点。

中、重度 HIE 动态心电图的表现如下:①轨迹不连续,表现为下缘低于 5 mV 和上缘高于10 mV;②暴发抑制模式,特点是背景波振幅极小(0～2 mV)且没有变化,伴偶尔的暴发放电(>25 mV);③连续低电压模式,特点是连续的低电压背景(<5 mV);④非活动模式,检测不到皮层活动;⑤癫痫发作,通常在上缘和下缘出现突发的上升(放电)。

虽然正常动态心电图并不一定意味着大脑正常,但是动态心电图严重或中度异常可能预示脑损伤和预后不良。

(2)颅脑B超:可在HIE病程早期(72小时内)开始检查。有助于了解脑水肿、脑室内出血、基底核、丘脑损伤和脑动脉梗死等HIE的病变类型。脑水肿时可见脑实质不同程度的回声增强,结构模糊,脑室变窄或消失,严重时脑动脉搏动减弱;基底核和丘脑损伤时显示为双侧对称性强回声;脑梗死早期表现为相应动脉供血区呈强回声,数周后梗死部位可出现脑萎缩及低回声囊腔。B超具有可床旁动态检查、无放射线损害、费用低廉等优点。但需有经验者操作。

(3)头颅CT:待患儿生命体征稳定后检查,一般以生后4~7天为宜。脑水肿时,可见脑实质呈弥漫性低密度影伴脑室变窄;基底核和丘脑损伤时呈双侧对称性高密度影;脑梗死表现为相应供血区呈低密度影。有病变者3~4周后宜复查。要排除与新生儿脑发育过程有关的正常低密度现象。CT图像清晰、价格适中,但不能做床旁检查,且有一定量的放射线。

(4)头颅MRI:对HIE病变性质与程度评价方面优于CT,对矢状旁区和基底核损伤的诊断尤为敏感,有条件时可进行检查。常规采用T_1WI,脑水肿时可见脑实质呈弥漫性高信号伴脑室变窄;基底核和丘脑损伤时呈双侧对称性高信号;脑梗死表现为相应动脉供血区呈低信号;矢状旁区损伤时皮质呈高信号、皮质下白质呈低信号。弥散加权成像(diffusion weighted imaging,DWI)所需时间短,对缺血脑组织的诊断更敏感,病灶在生后第1天即可显示为高信号。MRI可多轴面成像、分辨力高、无放射性损害,但检查所需时间长、噪声大、检查费用高。

3.监测脏器功能

(1)肾功能检查:血清肌酐、血尿素氮和肌酐清除率。重度HIE可有肾功能不全,甚至急性肾衰。

(2)心肌酶和肝酶:能辅助评估心脏和肝脏缺氧缺血性损伤的程度。如有心肌酶和肝酶不正常时,应警惕是否有其他脏器的缺氧缺血性损伤。心肌肌钙蛋白I可反映HIE的严重程度。

(3)凝血功能:包括凝血酶原时间、部分凝血活酶时间和纤维蛋白原。

(4)动脉血气:出生时的脐血血气分析可以反映患儿缺氧的严重程度。

(5)有发热或惊厥者应做腰穿除外中枢神经系统感染。

4.特殊感官的评估

(1)筛查听力:需要机械通气的HIE患儿发生耳聋的风险增加,因此应该做全面的听力测试。

（2）视网膜及眼科检查。

5.临床分度

HIE 的神经症状在出生后是变化的,症状可逐渐加重,一般于 72 小时达高峰,随后逐渐好转,严重者病情可恶化。临床应对出生 3 天内的新生儿神经症状进行仔细的动态观察,并给予分度。HIE 的临床分度见表 1-1。

表 1-1　HIE 临床分度

项目	轻度	中度	重度
意识	兴奋抑制交替	嗜睡	昏迷
肌张力	正常或稍增高	减低	松软或间歇性伸肌张力增高
原始反射			
吸吮反射	正常	减弱	消失
拥抱反射	活跃	减弱	消失
惊厥	可有肌阵挛	常有	有,可呈持续状态
中枢性呼吸衰竭	无	有	明显
瞳孔改变	正常或扩大	常缩小	不对称或扩大,对光反射迟钝或消失
脑电图	正常	低电压,可有痫样放电	暴发抑制,或等电位线
病程及预后	症状在 72 消失内消失,预后好	症状在 14 天内消失。可能有后遗症	症状可持续数周。病死率高。存活者多有后遗症

（三）鉴别诊断

需与新生儿颅内出血、新生儿中枢神经系统感染、先天性遗传代谢病等鉴别。

三、治疗

（一）支持疗法

（1）维持良好的通气、换气功能,大多数重度 HIE 患儿最初几天需要呼吸支持。机械通气的作用是维持血液气体和酸碱状态在生理范围内,防止缺氧、高氧、高碳酸血症和低碳酸血症。尤其是低碳酸血症可能会导致严重的脑血流灌注不足和细胞碱中毒,与神经发育的不良预后有关。可酌情应用 5% 碳酸氢钠纠正代谢性酸中毒,24 小时之内使血气分析达到正常范围。

（2）维持各脏器血液灌流,使心率和血压保持在正常范围,研究显示平均动脉压＞4.7 kPa(35 mmHg)时,才能避免脑灌注减少。严重 HIE 患儿常因心肌功能不全、毛细血管渗漏综合征和低血容量发生低血压。因此需要正确治疗低血压。多巴胺或多巴酚丁胺可以增加 HIE 患儿的心排血量。多巴胺 2～5 $\mu g/(kg \cdot min)$,静脉输注,如效果不佳,可加用多巴酚丁胺 2～5 $\mu g/(kg \cdot min)$ 及保护心肌、改善心肌能量代谢的药物等。

(3)维持血糖在正常高值(5.0 mmol/L),以保证神经细胞代谢所需能源,避免发生低血糖和高血糖,因为两者都可能加重脑损伤。及时监测血糖,调整静脉输入葡萄糖浓度,一般 6～8 mg/(kg · min),必要时可 8～10 mg/(kg · min)。根据病情尽早开奶或喂糖水,保证热量摄入。必要时可给予静脉营养。

(二)对症处理

1.控制惊厥

首选苯巴比妥,负荷量为 10 mg/kg,止惊效果不好时,可 10 分钟后追加 5～10 mg/kg,12 小时后给维持量 5 mg/(kg · d),根据临床及脑电图结果增加其他止惊药物并决定疗程,如苯妥英钠、10％水合氯醛,地西泮类药物等。应用多种抗惊厥药物时,可明显抑制呼吸,应密切观察呼吸情况,必要时进行呼吸支持。

2.降颅压

如有颅压高表现,可应用甘露醇 0.25～0.5 g/kg,静脉推注,酌情 6～12 小时 1 次,必要时加呋塞米 0.05～0.1 mg/kg,争取 2～3 天内使颅压明显下降。

(三)新生儿期后的治疗及早期干预

对脑损伤较严重的患儿,应有计划地进行随访和早期干预。可在出院后及早开始康复训练,早期可进行婴儿操(抚触)及视听训练,之后根据患儿情况,在康复医师的指导下进行系统的康复治疗,多数患儿能恢复正常生长发育。

四、预后

(1)大多数患儿经治疗和康复训练可获得良好的预后。

(2)预后不良的相关因素:①围生期缺氧严重,复苏时间＞10 分钟。②临床症状出现早并病情较重,生后 24 小时之内出现惊厥,惊厥不易控制,有明显意识障碍;有脑干症状,如中枢性呼吸衰竭,瞳孔反射消失;神经系统症状及体征恢复缓慢等。③临床辅助检查异常程度:a.影像学异常改变严重并且在 10～14 天仍未恢复,3～4 周后出现脑软化、脑空洞或萎缩性病变。b.脑电图改变严重,表现为暴发抑制波形或低电压、电静息等;或脑电图改变在 2 周后未恢复正常。c.NBNA 评分:在生后 14 天评分值仍≤35 分,预后不良。

第二节　新生儿惊厥

新生儿惊厥是新生儿期常见的症状。可由多种原因引起,表现亦多种多样,有些预后良好,而有些则表明病情凶险,还可能影响新生儿脑的发育,产生神经系统后遗症。

一、病因及发病机制

(一)围生期并发症

窒息缺氧或产伤,引起 HIE 或颅内出血(intracranial hemorrhage,ICH)。HIE 主要见于足月儿,惊厥常发生在生后第一天,可表现为微小型惊厥、多灶性甚至强直型惊厥。ICH 包括蛛网膜下腔出血、硬膜下出血和脑实质出血,多与产伤有关,已较少见。值得注意的是,早产儿窒息缺氧后常发生脑室内出血,出血量多者常在1～2 天内病情恶化死亡。

(二)感染

先天宫内感染、围生期感染或生后感染,可引起脑炎、败血症、脑膜炎或脑膜脑炎。病原多为细菌或病毒。新生儿化脑症状常不典型,易漏诊,临床诊断败血症和惊厥的患儿均应做脑脊液检查。先天宫内病毒感染的患儿常有全身多脏器功能损害表现,如小头畸形、黄疸、肝脾大、皮肤出血点、瘀点、瘀斑、血小板减少、白内障、视网膜脉络膜炎、耳聋等。

(三)代谢紊乱

这些疾病惊厥常表现为局灶性或多灶性阵挛型惊厥。原因有:低血糖、低血钙、低血镁、低血钠或高血钠、胆红素脑病、维生素 B_6 依赖症、遗传代谢缺陷(先天性酶缺陷)等。

(四)药物相关性惊厥

主要包括药物中毒和撤药综合征。

(五)其他

先天脑发育不全、染色体病、基因缺陷病等,如良性家族性惊厥、色素失禁症、神经纤维瘤等。

二、诊断

(一)病史

母孕期病史及用药史、家族遗传史、围生期窒息史、生后喂养情况、黄疸情况、有无感染等。

(二)临床表现

出现不同的惊厥表现(惊厥类型)。

1.微小型

最常见,26%~50%的新生儿惊厥表现为微小惊厥,可由多种病因引起,可与其他发作类型同时存在,可损伤脑组织。表现为呼吸暂停、眼强直性偏斜、反复眨眼、吸吮、咀嚼、单一肢体的固定姿势、上下肢游泳及踏车样运动等。

2.局灶性阵挛型

身体某个部位局限性阵挛,常起自一个肢体或一侧面部,然后扩大到身体同侧的其他部位,通常意识清醒或轻度障碍,无定位意义,多见于代谢异常,有时为蛛网膜下腔出血或脑挫伤引起。大多预后较好。

3.多灶性阵挛型

由一个肢体移向另一个肢体或身体一侧移向另一侧的游走性、阵挛性抽动。常伴意识障碍,可影响呼吸引起发绀,常见于 HIE、ICH、中枢神经系统感染等,亦反映神经系统损害较重。

4.强直型

四肢强直性伸展,有时上肢屈曲、下肢伸展伴头后仰,常伴呼吸暂停和双眼上翻、意识不清,是疾病严重的征象,表示有脑器质性病变而不是代谢紊乱引起的。常见于胆红素脑病、严重中枢神经系统病变,如晚期化脓性脑膜炎、重度颅内出血或早产儿较大量脑室内出血等,预后不好。

5.全身性肌阵挛型

表现为肢体反复屈曲性痉挛,有时躯干也有同样痉挛。此型在新生儿少见,表示有弥漫性脑损害,预后不良。脑电图显示暴发抑制类型和逐渐演变成高峰节律紊乱。

(三)体征

(1)接生时需认真检查脐带胎盘有无畸形、感染、老化等表现。

(2)体格检查:除观察了解惊厥发作的临床表现、神经系统体征外,还要注意有无其他部位的畸形(如小头畸形,皮肤的改变如皮疹、黄疸、色素沉着或脱失,有无感染灶、有无眼部发育异常、有无特殊气味等)。

(四)实验室检查

(1)全血细胞计数、血小板计数、出凝血时间、凝血酶原时间等,对于评价感染或出血有意义。

(2)生化检查:血糖、血生化、肝肾功能、血气分析、血乳酸、血氨、尿筛查及血串联质谱测定等,协助诊断各种代谢紊乱导致的惊厥。

(3)血培养、血 TORCH-IgM 或 PCR 测定;脑脊液检查,包括涂片、常规、生化和细菌培养;脑脊液 TORCH-IgM 或 PCR 测定;在诊断感染及除外中枢神经系统感染非常必要。

(4)影像学检查:头颅 CT、头颅 B 超及磁共振检查,对于判断惊厥的解剖学上的病因,如出血、梗死、先天畸形和先天性感染是重要的方法。

(5)脑电图:对病因诊断意义不大,但对于了解病情及预后有一定参考价值。目前采用床边视频脑电图进行动态监护,可同时录下异常放电和惊厥动作,减少漏诊。

(6)眼底检查:注意有无先天白内障、视网膜脉络膜炎等。

(7)对于原因不明且临床惊厥持续难止者,可于临床发作时试用维生素 B_6 100 mg 静脉注射协助诊断。

(五)鉴别诊断

1.惊跳(抖动、震颤)

大幅度、高频率、有节律的活动,特别是一打开包的时候,肢体束缚被解除,皮肤受到寒冷刺激而出现,有时见踝部、膝部和下颌抖动,有时见于 HIE、低血钙、低血糖患儿,正常新生儿亦可见。与惊厥鉴别:发生时无眼球凝视、斜视等;在弯曲抖动的肢体时,发作立即停止;可因声音、皮肤刺激或牵拉某一关节而诱发,而惊厥是自发的;不伴有脑电图的异常。

2.早产儿原发呼吸暂停

应与惊厥引起的呼吸暂停、阵发性发绀鉴别。原发呼吸暂停:呼吸暂停>20秒,伴心率下降、发绀,无眼球活动改变,刺激后缓解,用呼吸兴奋药有效。

3.周期性呼吸

呼吸暂停<10秒,无心率下降、发绀等,暂停后,出现 1 次深长呼吸,有周期性变化。

4.活动睡眠期

新生儿 50％ 的睡眠时间为活动睡眠,可表现呼吸不规整,眼球转动,有肌肉活动,如张口、笑、咂嘴、睁眼等,而在清醒时消失,注意与微小惊厥鉴别。

三、治疗

(一)一般治疗

保暖,保持呼吸道通畅,监护生命体征,维持水电及酸碱平衡。

(二)病因治疗

尽量去除或缓解引起惊厥的原发病因。

1.HIE、ICH

维持内环境稳定,限制液量,降低颅内压,控制惊厥发作。

2.低血糖

新生儿血糖低于 2.6 mmol/L,应予治疗。10％葡萄糖 2～4 mL/kg,缓慢静脉输入,并以 4～8 mg/(kg·min) 的输糖速度维持输液,同时密切检测血糖,维持血糖在正常水平(2.6～6.5 mmol/L)。加奶后,可逐渐减少输糖量。顽固性低血糖需要积极查找病因,必要时可加用激素治疗。

3.低血钙

10％葡萄糖酸钙 2 mL/kg＋10％葡萄糖等量稀释,静脉推注 1 mL/min,6～8 小时 1 次。病情缓解后减 1/2 量,血钙正常 3 天后改口服。葡萄糖酸钙输注速度不应超过 0.5 mL/min(50 mg/min),应在心电监护下给药,同时尽量避免药物外渗(应签署知情同意书)。

4.低血镁

低血钙者可同时有低血镁,给 25％～50％硫酸镁 0.2～0.4 mL/kg,静脉缓慢输入或深部肌内注射。静脉给药时需注意检测呼吸及血压。

(三)抗惊厥药物治疗

1.苯巴比妥钠

首选药,负荷量 15～20 mg/kg,静脉滴注或肌内注射,可分 2 次给。如果为惊厥持续状态,可予苯巴比妥 5～10 mg/kg,每隔 15～30 分钟 1 次,直至发作停止或累计量达到 40 mg/kg。惊厥停止后 12～24 小时给维持量 5 mg/(kg·d),分 2 次给药,间隔 12 小时。如果惊厥发作频繁或持续,应静脉注射苯巴比妥,当病情稳定后,可改为口服。注意监测苯巴比妥血清浓度,有效血浓度为 20～

40 μg/mL,有个体差异。累积负荷量＞20 mg/kg 时,尤其是静脉注射或联合其他抗惊厥药时,可能会导致呼吸抑制或血压下降,应密切观察患儿情况。

2.苯妥英钠

作用快、效果好。负荷量 10～20 mg/kg,缓慢静脉滴注,负荷量可分两次静脉滴注,间隔20～30 分钟。12 小时后可给维持量 3～4 mg/(kg·d),分 2 次静脉滴注或口服。有效血浓度15～20 μg/mL,应监测血浓度,且不宜长期使用。

3.氯硝西泮

安全有效,每次 0.05 mg/kg,缓慢静脉滴注(2～5 分钟),20 分钟后可重复1 次。半衰期较长,平均 9 小时,每天可用 2～3 次。

4.地西泮

因其可抑制新生儿的呼吸,现已少用。剂量 0.3～0.5 mg/(kg·次),缓慢静脉滴注,可 15～20 分钟后重复。

5.水合氯醛

剂量每次 50 mg/kg,口服或加等量生理盐水后灌肠。注意有消化道出血时,应避免使用。

(四)脱水剂

现已很少使用。如有占位效应的颅高压,必要时可给 20％甘露醇,每次0.25～0.50 g/kg,每8 小时或 6 小时 1 次。

四、预后

(1)胎龄越小,惊厥的发生率和病死率越高。

(2)与病因有关,早产儿脑室内出血,低血糖,核黄疸,发育畸形,重度 HIE,化脓性脑膜炎(晚期)等预后差。

(3)与惊厥类型有关,强直型惊厥、肌阵挛性惊厥等预后不良,微小型约有1/2 预后不良。

(4)脑电图表现:脑电图显示波形平坦或低电压,预后极差;暴发抑制波形的预后也差;脑电图异常持续时间超过 1 周不恢复,预后不好。

(5)其他与预后不良的相关因素。①Apgar 评分:5 分钟≤6,生后需要5 分钟的正压复苏,生后 5 分钟仍肌张力低下。②早期出现惊厥,惊厥持续超过30 分钟;或≥3 天惊厥难以控制,用抗惊厥药效果不好或需用多种抗惊厥药。③惊厥间歇期有明显意识障碍及神经学异常。④影像学检查显示颅内明显器质性病变。

第三节　新生儿休克

新生儿休克是由多种病因引起的新生儿急性微循环功能不全的综合征。由于主要生命器官的微循环灌流量不足,导致组织细胞缺血、缺氧及代谢紊乱,最终引起多脏器功能障碍。由于临床表现不典型,易延误诊断,应引起重视,早期发现,早期治疗。

一、病因及发病机制

(一)低血容量休克

由于失血和水、电解质丢失引起。

1.失血

见于产前、产时和生后急性和亚急性失血。产前、产时出血包括胎儿-母亲、胎儿-胎儿(双胎)间输血、前置胎盘出血、胎盘早期剥离、难产及产伤引起的颅内出血、帽状腱膜下出血、巨大头颅血肿或实质性脏器损伤出血等。生后出血包括颅内出血、胃肠道出血、肺出血、医源性失血等。

2.水、电解质丢失

呕吐、腹泻致液体丢失;发热、肾上腺皮质功能低下;腹膜炎、坏死性肠炎致液体渗出至腹腔或肠腔;摄入不足等。

(二)感染性休克(也称败血症休克)

为细菌释放内、外毒素进入血液循环致微循环障碍所致,也可由病毒和真菌感染引起。

(三)心源性休克

由于各种原因引起心脏泵功能衰竭,如窒息后、心肌病、张力性气胸、先心病、严重的心律失常、心肌炎、心内膜弹力纤维增生症。

(四)神经源性休克

主要与窒息后缺氧缺血性心肌损害和无氧代谢致酸性代谢产物堆积、外周血管通透性增加、有效血容量减少等有关,如大量颅内出血、重度缺氧缺血性脑病。

二、诊断

(一)症状

主要表现氧的输送不足和循环系统的代偿反应,而不能以血压是否下降来判断休克的有无。

1.微循环障碍表现

(1)皮肤颜色苍白、青灰或发花。

(2)肢端发凉,上肢达肘、下肢达膝。

(3)皮肤毛细血管再充盈时间(CRT)延长,足跟部≥5 秒,前臂内侧≥3 秒。

2.心排血量减少所致症状

(1)血压下降,足月儿<6.7 kPa(50 mmHg),早产儿<5.3 kPa(40 mmHg),脉压减小。

(2)股动脉搏动弱,甚至摸不到。

3.脏器灌注不良所致症状

(1)心音低钝,心率增快>160 次/分或心率减慢<100 次/分。

(2)呼吸增快,安静时超过 40 次/分,出现三凹征,有时肺部可听到啰音。

(3)反应低下,嗜睡或昏睡,或先激惹后转为抑制,肌张力减弱。

(4)低体温,皮肤硬肿。

(5)尿量减少,连续 8 小时尿量每小时<1 mL/(kg·h),提示急性肾衰竭的可能。

(二)体征

1.新生儿休克严重程度的判断

见表 1-2。

表 1-2　新生儿休克评分

评分	四肢温度	股动脉搏动	血压(收缩压)	皮肤色泽	前臂内侧 CRT
0	正常	正常	>8.0 kPa(60 mmHg)	正常	<3 秒
1	凉至肘膝以下	弱	6.0～8.0 kPa(45～60 mmHg)	苍白	3～4 秒
2	凉至肘膝以上	未触及	<6.0 kPa(45 mmHg)	花纹	>4 秒

说明:5 分为轻度休克,6～8 分为中度休克,9～10 分为重度休克。

2.各种不同类型休克的特点

(1)低血容量性休克:有血容量丢失的病史,如呕吐、腹泻、失血等。可见皮肤苍白、脱水征、中心静脉压下降。失血引起者有贫血、血细胞比容下降。

（2）感染性休克:有明确的严重感染原发病和有关化验指标,感染中毒症状明显,高热或体温不升、酸中毒明显、血乳酸明显升高、中心静脉压升高。

（3）心源性休克:有心脏原发病,常有心功能不全的表现如心脏扩大、肝大、呼吸困难、心率快、奔马律等。心电图、超声心动图、X 线等心脏检查常有异常发现。

（4）窒息性休克:有严重窒息史,心率快、呼吸急促、心脏轻度扩大、心电图多有心肌缺血的 ST-T 改变,中心静脉压升高。

3.多器官系统功能衰竭的表现:

（1）呼吸衰竭:又称休克肺或急性呼吸窘迫综合征(ARDS),表现呼吸困难、发绀、严重的低氧血症及高碳酸血症。

（2）脑功能衰竭:惊厥、昏迷、中枢性呼吸衰竭、肌张力改变。

（3）心功能不全:心率快、呼吸快、心脏扩大、肝大等心力衰竭的表现。

（4）肾衰竭:少尿、无尿、血清肌酐、尿素氮升高、血钾升高。

（5）肝功能衰竭:黄疸、肝大、肝功能异常、凝血功能障碍等。

（6）胃肠功能衰竭:中毒性肠麻痹、胃肠道出血、出血性、坏死性小肠结肠炎(NEC)等。

（三）实验室检查

（1）血气分析:可出现严重代谢性酸中毒,特别是高乳酸血症常与休克呈正相关。

（2）胸片:观察有无原发肺疾病及继发休克肺,心影大小。

（3）心电图:心律失常,ST-T 改变,心肌缺血改变。

（4）超声心动图:用于检查有无器质性心脏病及心脏功能情况。

（5）凝血功能监测及抗凝治疗的质控。

（6）血清电解质,血糖、血乳酸等检查。

（7）血、尿、便常规,CRP,PCT,血及体液培养,肝、肾功能等,进一步协助原发病和其他脏器损害的诊断。

（四）鉴别诊断

针对病因鉴别。

三、治疗

（一）病因治疗

针对病因,治疗原发病。

(二)一般治疗

严密监护、记录患儿的心率、血压、体温、呼吸频率、皮肤颜色、尿量等与休克有关的指标。注意保温、供氧、保持气道通畅，对症处理。

(三)补充血容量、纠正酸中毒

(1)失血引起的低血容量性休克应以输血为主(目前要求成分输血)，可按6 mL(全血)/kg 或 3～4 mL(压积红细胞)/kg，提高 Hb 1 g/L 计算所需输血量。

(2)对于低血容量休克、创伤和手术后休克，扩容时可适当增加液量，开始30 分钟内达20 mL/kg，如临床好转可逐渐下调扩容液速至 10 mL/(kg·h)，如未好转可继续原液速扩容。但总量不超过 60 mL/kg。对心功能不全者，扩容速度以 10 mL/(kg·h)起，同时观察呼吸、心率及尿量变化，随时调整扩容速度。清蛋白扩容的效果并不比生理盐水好。扩容同时需要纠酸、应用血管活性药物。扩容的有效指标是血压上升，心率平稳，皮肤灌注良好，每小时尿量>1 mL/kg。

(3)休克时对于阴离子间隙(AG)正常的代谢性酸中毒应用碱性液效果明显，但如果是高 AG 的代谢性酸中毒，应避免应用过量的 $NaHCO_3$，补充血容量后酸中毒即可得到改善。给予2 mmol/kg 的 5% $NaHCO_3$ 是安全的。

(四)血管活性药

必须在扩充血容量、纠正酸中毒的基础上应用。多巴胺:首选,5～10 μg/(kg·min);多巴酚丁胺 5～10 μg/(kg·min)，多用于心源性休克或低心排血量休克，在剂量达15 μg/(kg·min)仍不能维持血压者可使用肾上腺素 0.05～0.1 μg/(kg·min);山莨菪碱:每次 0.2～0.5 mg/kg，慢推，15～30 分钟可重复给药 1 次，血压回升后延长间隔时间，用于感染性休克;异丙肾上腺素0.05～2 μg/(kg·min)，用于心率慢伴传导阻滞或对其他血管活性药物无效者，需注意其导致心律失常的不良反应。

(五)防治 DIC

(1)中度以上休克(休克评分 4～7 分)，血小板计数<100×10⁹/L，可考虑使用肝素，首剂 50 U/kg 静脉推注，再予 20～50 U/kg 持续输注，维持 APTT 延长不超过 1.5 倍;肝素超小剂量法:1 U/(kg·h)持续输注或每次 20～40 U/kg，每12 小时 1 次，皮下注射;低分子肝素:达肝素钠每次 100～200 U/kg 或依诺肝素每次 1～2 U/kg，皮下注射，1～2 次/天。

(2)可根据病情，酌情应用新鲜冷冻血浆、凝血酶原复合物、冷沉淀物、血小板悬液，补充凝血因子、纤维蛋白原等。

(六)呼吸支持

新生儿休克时给予呼吸支持的指征：①出现呼吸困难、肺部啰音、肺出血、呼吸减慢或呼吸暂停；②血气分析：休克患儿的 PaO_2 可无明显降低，因为其病理改变主要是组织器官严重缺氧，因此，呼吸衰竭时机械通气的血气指标不宜作为休克患儿是否机械通气的指征，是否需要机械通气，应根据临床表现，呼吸支持越早效果越好；③呼吸支持的方式包括 NCPAP 和机械通气。

机械通气时，应根据引起休克的原发病设置呼吸机工作参数，除原发肺部病变外，应避免吸入高浓度氧所产生的毒性反应及过高的通气压力影响心排血量，血气维持在可允许的高碳酸血症[$PaCO_2$ 6.0～7.3 kPa(45～55 mmHg)]即可。

(七)糖皮质激素

休克早期补充外源性糖皮质激素可提高机体抗病能力，休克晚期疗效不明显，需要注意其不良反应如感染加重、消化道出血。因此，除肾上腺皮质功能不全患儿外，不常规应用。地塞米松每次 0.1～0.2 mg/kg，每天 1～2 次；氢化可的松每次 1～2 mg/kg，每 6 小时或 8 小时 1 次；静脉输入，疗程 3 天。

(八)纳洛酮

纳洛酮是阿片受体阻滞剂，可有效地拮抗 β-内啡肽在休克中的作用，使血压迅速回升。在经常规纠酸扩容后，用中等剂量血管活性药物维持下仍有低血压时可应用。剂量每次 0.05～0.1 mg/kg，静脉推注，间隔 10～30 分钟后可重复，连续 2～3 次。

四、预防

针对病因预防，密切监测，发现早期休克，及时治疗。

第四节 新生儿黄疸

一、黄疸概述

新生儿黄疸是新生儿期常见症状之一,尤其是1周内的新生儿,既可以是新生儿正常发育过程中的生理现象,也可以是多种疾病的主要表现。胆红素重度升高或虽然不很高,但同时存在缺氧、酸中毒、感染等高危因素时,可引起胆红素脑病,病死率高,幸存者多存在远期神经系统后遗症。因此,需及时正确判断黄疸的性质,早期诊断和早期治疗。

二、新生儿生理性黄疸

新生儿生理性黄疸是新生儿早期由于胆红素的代谢特点所致,除外各种病理因素,血清未结合胆红素增高到一定范围的新生儿黄疸。肉眼观察,50%的足月儿和80%的早产儿可见黄疸。

(一)临床表现

足月儿生理性黄疸多于生后2~3天出现,4~5天达高峰,黄疸程度轻重不一,轻者仅限于面颈部,重者可延及躯干、四肢,粪便色黄,尿色不黄,一般无不适症状,也可有轻度嗜睡或食欲缺乏,黄疸持续7~10天消退;早产儿多于生后3~5天出现黄疸,5~7天达高峰。早产儿由于血浆清蛋白偏低,肝脏代谢功能更不成熟,黄疸程度较重,消退也较慢,可延长到2~4周。

(二)诊断

早期新生儿有50%~80%可出现生理性黄疸,但此期间有许多病理因素(包括溶血因素、感染因素、围产因素等)可引起病理性黄疸。因此,对早期新生儿出现黄疸时,不能只依据血清总胆红素(TSB)值,必须结合临床其他因素,做出正确的诊断。

新生儿生理性黄疸传统的TSB值诊断标准:足月儿不超过220.6 μmol/L,早产儿不超过256.5 μmol/L。

(三)治疗

生理性黄疸不需特殊治疗,多可自行消退。但临床工作中应结合胎龄、体重、病理因素、监测血胆红素,及时诊断,并给予相应的干预及治疗措施。

三、新生儿病理性黄疸

新生儿病理性黄疸是在新生儿时期出现皮肤、巩膜黄染超过正常生理范围，其病因特殊而复杂，严重者可引起胆红素脑病，常导致死亡和严重后遗症。

(一)分类

1.按发病机制

(1)红细胞破坏增多(溶血性、肝前性)。

(2)肝脏胆红素代谢功能低下(肝细胞性)。

(3)胆汁排出障碍(梗阻性、肝后性)。

2.按实验室测定总胆红素和结合胆红素浓度的增高程度

(1)高未结合胆红素血症。

(2)高结合胆红素血症。

(二)病因

(1)胆红素生成过多：由于红细胞破坏增多，胆红素生成过多，引起未结合胆红素增高。

(2)肝细胞摄取和结合胆红素能力低下，可引起未结合胆红素增高。

(3)胆红素排泄异常：由于肝细胞、胆管对胆红素排泄功能障碍引起。

(4)肠-肝循环增加：如先天性肠道闭锁、巨结肠、饥饿、喂养延迟等。

(三)诊断

1.诊断要点

新生儿黄疸出现下列情况之一时要考虑为病理性黄疸。

(1)生后 24 小时内出现黄疸，血清总胆红素＞102 $\mu mol/L$。

(2)足月儿血清总胆红素＞220.6 $\mu mol/L$，早产儿＞255 $\mu mol/L$。

(3)血清结合胆红素＞26 $\mu mol/L$。

(4)血清总胆红素每天上升＞85 $\mu mol/L$。

(5)黄疸持续时间较长，超过 2～4 周，或进行性加重。

2.鉴别诊断

需与生理性黄疸鉴别。

(四)治疗

采取措施降低血清胆红素，以防止胆红素脑病的发生。可采用光疗、换血、输注清蛋白及其他药物治疗。同时要针对不同的病因进行治疗。

四、新生儿母乳性黄疸

母乳性黄疸的主要特点是新生儿母乳喂养后未结合胆红素升高,临床出现黄疸。

(一)病因及发病机制

母乳性黄疸的病因及发病机制迄今尚未完全明确。最近认为本病是在多种因素作用下,由新生儿胆红素代谢的肠-肝循环增加所致。

1.新生儿肠-肝循环增加学说

(1)喂养方式:生后1周内纯母乳喂养正常新生儿,出现黄疸,血清胆红素超过传统的生理性黄疸标准值,称早发型母乳性黄疸。其发病原因常与能量摄入不足、喂养频率及哺乳量少有关,其发病机制与肠蠕动少、肝肠循环增加有关。

(2)母乳成分:生后1周以上纯母乳喂养正常新生儿,出现黄疸,血清胆红素超过传统的生理性黄疸标准值,称晚发型母乳性黄疸。其发病机制推测可能与母乳中 β-葡萄糖醛酸苷酶(β-glucuronidase,β-GD)含量高,在肠道内通过水解结合胆红素成为未结合胆红素,使回吸收增加,导致黄疸。

(3)肠道菌群:母乳喂养儿缺乏转化结合胆红素的菌群,使肠-肝循环的负担增加,导致黄疸。

2.遗传因素

近年来,通过分子生物学技术的研究,发现胆红素代谢与尿苷二磷酸葡萄糖醛酸转移酶(UGT_1)基因突变有关,此遗传因素可以发生于母乳喂养儿,使母乳性黄疸加重或迁延时间延长。

(二)诊断

1.症状及体征

主要为母乳喂养的新生儿出现黄疸,足月儿多见,黄疸在生理期内(2天至2周)发生,但不随生理性黄疸的消失而消退。以未结合胆红素升高为主,其分型见表1-3。患儿的一般情况良好,生长发育正常。

表 1-3 新生儿母乳性黄疸分型

	早发型	迟发型
喂哺乳类	母乳	母乳
黄疸出现时间	出生后2~3天	出生后6~7天
黄疸高峰时间	出生后4~7天	出生后2~3周
黄疸消退时间	—	6~12周

2.实验室检查

目前尚缺乏实验室检测手段确诊母乳性黄疸。

3.诊断标准

根据其临床特点,诊断标准包括以下几点。

(1)足月儿多见,纯母乳喂养或以母乳喂养为主的新生儿。

(2)黄疸出现在生理性黄疸期,TSB＞220.6 μmol/L;或黄疸迁延不退,超过生理性黄疸期限仍有黄疸,TSB＞34.2 μmol/L。

(3)详细采集病史、查体和各种必要的辅助检查,认真将各种可能引起病理性黄疸的病因逐一排除。

(4)一般情况好,生长发育正常。

(5)停母乳1～3天后黄疸明显消退,血清胆红素迅速下降30％～50％。

4.鉴别诊断

(1)各种原因引起的新生儿黄疸。

(2)先天性甲状腺功能减退。

(3)半乳糖血症。

(4)遗传性葡萄糖醛酸转移酶缺乏症。

(三)治疗

本病确诊后无须特殊治疗,对于足月健康儿,一般不主张放弃母乳喂养,而是在密切观察下鼓励母乳少量多次喂哺。门诊监测胆红素的浓度,一旦高达256.5 μmol/L 以上时停母乳改配方乳并进行光疗。在实际临床工作中要结合日龄、胎龄等具体情况分析,监测血胆红素。胎龄、日龄愈小,治疗宜积极。

(四)预后

一般认为母乳性黄疸预后良好。

第五节　新生儿败血症

新生儿败血症是指病原体侵入新生儿血液循环,并在其中生长、繁殖、产生毒素而造成的全身性反应。新生儿败血症起病隐匿,常缺乏典型的临床表现,但进展迅速,是新生儿时期一种最严重、最易引起死亡的感染性疾病。新生儿常见的病原体为细菌,也可为病毒、真菌或原虫等。

一、病因及发病机制

(一)易感因素

1.母亲的病史

母亲妊娠及产时的感染史(如泌尿系统感染、绒毛膜羊膜炎等),母亲产道特殊细菌的定植,如 B 族链球菌(GBS)等。

2.产科因素

胎膜早破、产程延长、羊水混浊或发臭,分娩环境不清洁或接生时消毒不严,产前、产时侵入性检查等。

3.胎儿或新生儿因素

多胎,宫内窘迫,早产儿、小于胎龄儿,长期动静脉置管,气管插管,外科手术,对新生儿的不良行为如挑"马牙"、挤乳房等,新生儿皮肤感染如脓疱疮、尿布性皮炎及脐部、肺部感染等也是常见病因。

(二)病原菌

病原菌因不同日龄、不同地区和年代而异。我国以葡萄球菌和大肠埃希菌为主。

二、诊断

(一)临床表现

新生儿败血症的早期临床表现常不典型,早产儿尤其如此。表现为进奶量减少或拒乳、溢乳、嗜睡或烦躁不安、哭声低、发热或体温不升,也可表现为体温正常、反应低下、面色苍白或灰暗、精神萎靡、体重不增等非特异性症状。

一般状况:由于细菌毒素作用表现为精神食欲欠佳,哭声减弱、体温不稳定、体重不增等常出现较早,且进展较快、较重,不需很长时间即可进入不吃、不哭、不动、面色不好、精神萎靡、嗜睡。

1.全身表现

(1)体温改变:可有发热或低体温。

(2)少吃、少哭、少动、面色欠佳、四肢凉、体重不增或增长缓慢。

(3)黄疸:有时是唯一表现,严重时可发展为胆红素脑病。

(4)休克表现:四肢冰凉伴发花,股动脉搏动减弱,毛细血管充盈时间延长,血压下降,严重时可有弥散性血管内凝血(DIC)。

2.各系统表现

(1)皮肤、黏膜:硬肿症,皮下坏疽,脓疱疮,脐周或其他部位蜂窝织炎,甲床感染,皮肤烧灼伤,瘀斑、瘀点,口腔黏膜有挑割伤。

(2)消化系统:厌食、腹胀、呕吐、腹泻,严重时可出现中毒性肠麻痹或坏死性小肠结肠炎(NEC),后期可出现肝脾大。

(3)呼吸系统:气促,发绀,呼吸不规则或呼吸暂停。

(4)中枢神经系统:易合并化脓性脑膜炎,表现为嗜睡、激惹、惊厥、前囟张力及肌张力增高等。

(5)心血管系统:感染性心内膜炎,感染性休克。

(6)血液系统:可合并血小板减少、出血倾向。

(7)泌尿系统感染。

(8)其他:骨关节化脓性炎症、骨髓炎及深部脓肿等。

(二)实验室检查

1.细菌学检查

(1)细菌培养:尽量在应用抗生素前严格消毒下采血做血培养,疑为肠源性感染者应同时做厌氧菌培养,有较长时间用青霉素类和头孢类抗生素者应做L型细菌培养。怀疑产前感染者,生后1小时内取胃液及外耳道分泌物培养,或涂片革兰氏染色找多核细胞和胞内细菌,必要时可取清洁尿培养、脑脊液、感染的脐部、浆膜腔液及所有拔除的导管头均应送培养。

(2)病原菌抗原及DNA检测:用已知抗体测体液中未知的抗原,对GBS和大肠埃希菌K_1抗原可采用对流免疫电泳、乳胶凝集试验和酶联免疫吸附试验等方法,对已使用抗生素者更有诊断价值;采用16S rRNA基因的聚合酶链反应(PCR)分型、DNA探针等分子生物学技术,以协助早期诊断。

2.非特异性检查

(1)白细胞计数:白细胞计数减少($<5\times10^9$/L),或白细胞计数增多(≤3天者白细胞计数$>25\times10^9$/L;>3天者白细胞计数$>20\times10^9$/L)。

(2)白细胞分类:杆状核细胞/中性粒细胞(L/T)≥0.16。

(3)C-反应蛋白(CRP):≥8 μg/mL(外周血)。有条件者可作血清前降钙素(PCT)或白细胞介素6(IL-6)测定。

(4)血小板≤100×10^9/L。

(5)微量血沉≥15 mm/h。

(三)诊断标准

依据 2003 年中华医学会儿科学分会新生儿学组制定的新生儿败血症诊疗方案。

1.确定诊断

具有临床表现并符合下列任一条。

(1)血培养或无菌体腔内培养出致病菌。

(2)如果血培养标本培养出条件致病菌,则必须与另次(份)血或无菌体腔内或导管头培养出同种细菌。

2.临床诊断

具有临床表现且具备以下任一条。

(1)非特异性检查≥2 条。

(2)血标本病原菌抗原或 DNA 检测阳性。

三、治疗

(一)抗生素治疗

1.一般原则

(1)临床诊断败血症,在使用抗生素前收集各种标本,不需等待细菌学检查结果,即应及时使用抗生素。

(2)根据病原菌可能来源初步判断病原菌种,病原菌未明确前可选择既针对革兰氏阳性(G^+)菌又针对革兰氏阴性(G^-)菌的抗生素,可先用两种抗生素,但应掌握不同地区、不同时期有不同优势致病菌及耐药谱,经验性地选用抗生素。

(3)一旦有药敏结果,应作相应调整,尽量选用一种针对性强的抗生素;如临床疗效好,虽药敏结果不敏感,亦可暂不换药。

(4)一般采用静脉注射,疗程 10~14 天。合并 GBS 及 G^-菌所致化脓性脑膜炎者,疗程 14~21 天。

2.主要针对 G^+菌的抗生素

(1)青霉素与青霉素类。①链球菌属:首选青霉素 G。②葡萄球菌属(金黄色葡萄球菌和凝固酶阴性葡萄球菌):耐酶青霉素如苯唑西林、氯唑西林。

(2)第一、第二代头孢菌素。①第一代:头孢唑林对 G^+ 和 G^- 部分作用,不易进入脑脊液;头孢拉定对 G^+ 和 G^- 球菌作用好,但对 G^- 杆菌作用较弱。②第二代:头孢呋辛对 G^+ 菌比第一代稍弱,对 G^- 菌及 β-内酰胺酶稳定,对 G^- 菌更有效。

（3）万古霉素：二线抗 G^+ 菌抗生素，主要针对耐甲氧西林葡萄球菌（MRS）。

3.主要针对 G^- 菌的抗生素

（1）三代头孢：对 G^- 菌最小 MIC，极易进入血-脑屏障。不宜单用，因为对金黄色葡萄球菌、李斯特杆菌弱，对肠球菌完全耐药。

（2）氨基糖苷类：针对 G^- 菌，对葡萄球菌较好，但进入脑脊液差。因其易造成耳毒性、肾毒性，如有药敏试验的依据且有条件监测其血药浓度的单位可以慎用，并注意临床监护，但在我国基本不用。

（3）哌拉西林：对 G^- 菌及 GBS 敏感，易进入脑脊液。

（4）氨苄西林：虽广谱，但对大肠埃希菌耐药率高。

（5）氨曲南：为单环 β-内酰胺类抗生素，对 G^- 菌作用强，β-内酰胺酶稳定，不良反应少。

4.其他

（1）针对厌氧菌：甲硝唑。

（2）其他广谱抗生素。①亚胺培南＋西司他丁：二、三线，新型 β-内酰胺类抗生素，对 G^+ 和 G^- 需氧和厌氧菌有强大杀菌作用，对产超广谱 β-内酰胺酶的细菌有较强的抗菌活性，不易通过血-脑屏障，可引起惊厥。②帕尼培南＋倍他米隆：另一新型碳青霉烯类抗环丙沙星为第三代喹诺酮。③头孢吡肟：第四代头孢菌素，对 G^+ 和 G^- 均敏感，对 β-内酰胺酶稳定，不易发生耐药。

（二）清除感染灶

（1）脐炎局部用 3% 过氧化氢、2% 碘酒及 75% 酒精消毒，每天 2～3 次。

（2）口腔黏膜亦可用 3% 过氧化氢，每天 2 次。

（三）保持机体内、外环境的稳定

（1）注意保暖、热量供给及水、电解质平衡。

（2）纠正低氧、酸中毒。

（四）增强免疫功能及其他疗法

早产儿及严重感染者可用静脉滴注免疫球蛋白（IVIG）200～600 mg/kg，每天 1 次，3～5 天。

四、预防

产前筛查，鉴定出有高危因素的妇女（发热和有绒毛膜炎），并在其分娩时进行干预。对有高危因素妇女娩出的婴儿给予适当的治疗。

第二章

神经系统疾病

第一节 癫 痫

一、定义

癫痫是由多种病因引起的脑功能障碍综合征,是脑细胞群异常的超同步化放电而引起的发作性的、突然的、暂时的脑功能紊乱。为小儿神经系统常见的疾病,发病率为 0.2%～0.3%。根据过度放电的神经元群的部位和传导范围的不同,其临床表现也不同。

二、病因

(一)特发性/原发性

根据目前的知识和技术找不到脑结构异常、代谢异常等任何获得性致病因素,病因与遗传因素有关。

(二)症状性/继发性

有明确的致病因素,如中枢神经系统畸形、外伤、感染、肿瘤、缺氧、中毒和代谢异常等。

(三)隐源性

高度怀疑为症状性,但根据目前的知识水平和诊断技术,尚未找到确切病因。

三、诊断

(一)临床表现

癫痫的临床表现可呈各种形式,最常见的是意识丧失或改变、全身性或局限性肌肉抽搐,也可有感觉异常、精神行为异常或自主神经功能紊乱等。癫痫的发作均有突然性、暂时性、反复性3个特点,至少发作两次以上。根据癫痫发作的临床特点,特别是有无意识丧失和同期脑电图的改变,将癫痫发作分为以下几类(参考国际抗癫痫联盟1981年及2001年分类)。

(1)部分性(局限性、局灶性)发作:神经元过度放电起源于脑的某一部位,可分为以下几种。①简单部分性发作:发作时不伴有意识丧失,包括运动性发作、感觉性发作、自主神经性发作等。②复杂部分性发作:发作时有意识障碍,可包含两种或两种以上简单部分性发作的内容,且常有自动症。③部分性发作继发全身性发作:简单或复杂部分性发作均可演变为全身强直-阵挛性发作或强直性、阵挛性发作。

(2)全身性(广泛性、弥散性)发作:发作起始即是两侧大脑半球同时放电,发作时伴有意识丧失,具体发作类型包括强直-阵挛性发作(即通常所说的大发作)、强直性发作、阵挛性发作、肌阵挛性发作、失神发作、失张力性发作、痉挛发作等。

(3)分类不明的各种发作。

(4)癫痫持续状态:1次惊厥持续30分钟以上,或连续多次发作、发作间期意识不恢复。

(二)辅助检查

1.常规检查
(1)脑电图:普通(清醒/睡眠)脑电图检查。
(2)影像学:头颅CT、MRI检查。
(3)脑脊液:常规、生化、病原学检查。

2.进一步检查
(1)脑电图:剥夺睡眠脑电图、24小时脑电图、视频脑电图、脑电图结合同步肌电图、颅内皮层电极脑电图等。
(2)影像学:头颅MRS、SPECT、PET、DSA。
(3)其他检查:可以依据病情选择性进行以下检查寻找病因,包括血电解质、血糖、肝肾功能、血氨、血乳酸、血及尿代谢筛查、酶学检查、基因检测等。

(三)癫痫诊断条件

首先要确定是否为癫痫,判断发作属于哪一类型,是否符合某个癫痫综合征,然后查找原因。

四、鉴别诊断

癫痫需要与其他发作性事件相鉴别,主要包括以下几种。

(一)晕厥

晕厥是由于一过性脑供血不足所导致的短暂的意识丧失,发作时患儿由于肌张力丧失不能维持正常姿势而倒地,其病因包括心源性如心律失常、心功能不全,代谢性如低血糖、电解质紊乱,自主神经介导性如血管迷走性晕厥等。晕厥与癫痫的鉴别要点是:晕厥发生前常有久站、体位改变、环境拥挤闷热等诱因,在意识丧失前常有头晕、恶心、多汗等先兆,在晕厥发生数分钟后方可因脑供血不足而引起惊厥。可行心电图、直立倾斜试验等检查协诊。

(二)多发性抽动症

抽动指身体任何部位肌肉或肌群出现不自主、无目的的突发性重复收缩,多发性抽动主要表现为多种抽动动作和/或不自主发声,部位与症状轻重有波动性,能受意志控制。行视频监测脑电图可以鉴别。

(三)屏气发作

主要发生在婴幼儿,通常由愤怒、恐惧诱发,表现为剧烈哭闹后突然呼吸暂停、发绀、意识丧失,可有相应家族史。与癫痫鉴别点在于本病患儿先出现屏气发作,青紫后出现肢体抽搐;而癫痫患儿先出现肢体抽搐,再出现青紫,在询问病史时应特别注意。屏气发作的患儿智力体力发育均正常,围生期无脑损伤史。

(四)代谢紊乱

如低血糖、低血钙等电解质紊亦可引起抽搐发作,尤其是婴儿,可通过血生化检查以除外。

(五)癔症性抽搐

多发生于青春期、女性,发作前多有情绪波动诱因。发作形式可多变,时间可较长,突然发生的用生理解剖知识无法解释的现象。一般多在有人时发生,发作时一般不会摔伤或出现尿便失禁,常常是症状重,而体格检查无阳性发现,暗示及心理治疗有效。脑电图及各种检查均正常。

五、治疗

(一)常规治疗

(1)指导家长和患儿正确认识癫痫,合理安排生活,坚持长期规律治疗,定期随访。

（2）抗癫痫药物的使用原则。有过两次或两次以上无其他原因的惊厥或首次发作即为癫痫持续状态者，应开始抗癫痫治疗；按发作类型、癫痫综合征类型选药，见表 2-1；初治患者由单药开始，从小剂量逐渐增加至有效范围，需长期规律用药；除药物中毒及药物过敏时，更换药物需逐渐过渡，避免自行减药、加药、突然停药；要注意个体差异，了解药物的药代动力学特点、剂量范围和毒副作用，有条件时应监测药物血浓度；多药合用时要观察药物相互作用及不良反应；停药过程要缓慢，一般于发作完全控制 3～4 年且复查脑电图正常后开始减药，1 年左右停完。

表 2-1　根据癫痫发作类型选择的抗癫痫药物

癫痫发作类型	抗癫痫药物
全身强直-阵挛发作	丙戊酸,卡马西平,左乙拉西坦
失神发作	丙戊酸,拉莫三嗪,乙琥胺
肌阵挛发作	丙戊酸
痉挛发作	托吡酯
部分性发作	卡马西平,奥卡西平
继发全面性发作	丙戊酸
癫痫持续状态	地西泮 0.3～0.5 mg/kg 静脉推注,氯硝西泮 0.02～0.06 mg/kg 静脉推注

(二)治疗进展

1.生酮饮食

生酮饮食是将身体的主要代谢能源从利用葡萄糖转化为利用脂肪的一种饮食疗法，可用于各种类型的癫痫，尤其是难治性癫痫可尝试使用。其治疗癫痫的机制尚不完全清楚，可能是其改变脑部能量代谢从而改变了脑的兴奋性。具体实施时，需在营养师的指导下，计算热量及脂肪、糖类、蛋白质的比例，并需监测血糖、尿酮体等指标。

2.癫痫外科

手术治疗的主要适应证包括致痫区局限于一定部位、皮质发育不良、Rasmussen 脑炎、偏侧抽搐-偏瘫综合征等，术前需详细评估病灶/致痫区。主要手术类型有切除性手术、功能性手术(阻断癫痫传播通路)、特殊核团损毁和点刺激术等。

第二节 脑性瘫痪

脑性瘫痪(CP)简称脑瘫,自 1843—1862 年由 Little 提出并不断完善了作为 CP 雏形的痉挛性强直概念以来,CP 的定义变得更为复杂。2006 年中国康复医学会儿童康复专业委员会和中国残疾人康复协会小儿脑瘫康复专业委员会定义 CP 为自受孕开始至婴儿期非进行性脑损伤和发育缺陷所致的综合征,主要表现为运动障碍及姿势异常。该定义强调了 CP 的脑源性、脑损伤非进行性,症状在婴儿期出现,可有较多并发症,并排除进行性疾病所致的中枢运动障碍及正常儿童暂时性运动发育迟缓。本病并不少见,发达国家患病率在 1‰～3‰,我国在 2‰左右。CP 患儿中男孩多于女孩,男∶女为1.13∶1～1.57∶1。

一、分型与病因

(一)根据临床特点 CP 分为 5 型

1.痉挛型

最常见,占全部病例的 50%～60%。主要因锥体系受累,表现为上肢、肘、腕关节屈曲,拇指内收,手紧握拳;下肢内收交叉呈剪刀腿和尖足(图 2-1)。

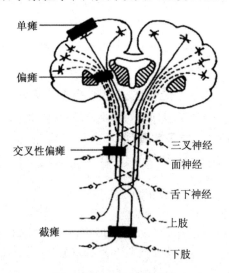

图 2-1　椎体束病损图解

2.不随意运动型

以锥体外系受损为主,不随意运动增多,表现为手足徐动、舞蹈样动作、肌张力不全、震颤等。

3.共济失调型

以小脑受损为主。

4.肌张力低下型

往往是其他类型的过渡形式。

5.混合型

混合型是指在一个患儿身上同时有两种类型的CP的特征。

(二)根据瘫痪部位(指痉挛型)分为5型

1.单瘫

单个肢体受累。

2.双瘫

四肢受累,上肢轻,下肢重。

3.三肢瘫

三个肢体受累。

4.偏瘫

半侧肢体受累。

5.四肢瘫

四肢受累,上、下肢受累程度相似。

(三)根据病因病理学分4型

1.脑损伤型CP

脑损伤型CP指围生期及生后以脑损伤为主,包括异常妊娠、异常分娩、围生期感染、缺氧、窒息、惊厥、低血糖等导致脑损伤。诊断必备下列条件,即妊娠早、中期胚胎发育无异常;围生期有明显导致脑损伤的物理、化学或生物学等致病因素;影像学存在脑损伤及损伤后遗症的依据。

2.脑发育异常型CP

脑发育异常型CP主要指妊娠早、中期感染或妊娠期间持续存在的各种环境、遗传、心理和社会等因素导致。诊断必备下列条件:孕早、中期持续存在导致神经发育阻滞或发育异常的因素;围生期无明显导致脑损伤的物理、化学或生物等致病因素;影像学存在脑发育异常的依据。

3.混合型CP

混合型CP指既有妊娠期间各种环境、遗传因素、心理社会因素等导致胚胎神经发育阻滞或发育异常,又有围生期各种致病因子对脑组织的损害。

4.原因不明 CP

原因不明 CP 指妊娠期和围生期均没有任何明确导致 CP 的危险因素,此型可能与遗传和某些原因不明的先天性因素有关。CP 要与下运动神经元性瘫痪鉴别(表 2-2)。

表 2-2 上、下运动神经元性瘫痪的鉴别

鉴别项目	上运动神经元性(中枢性)瘫痪	下运动神经元性(周围性)瘫痪
病变部位	皮层运动投射区或锥体束	脊髓前角、前根和周围神经的运动纤维
瘫痪的范围	常为广泛的	常为局限的
肌张力	张力过强,痉挛	张力减退,弛缓
肌萎缩	晚期失用性肌萎缩	有
反射	深反射增强,浅反射减弱或消失	深、浅反射均减弱或消失
病理反射	阳性	阴性
连带运动	有	无
肌电变性反应	无	有

二、临床表现

(一)基本表现

CP 以出生后非进行性运动发育异常为特征,一般都有以下 4 种表现。

1.运动发育落后和瘫痪肢体主动运动减少

患儿不能完成相同年龄正常小儿应有的运动发育进程,包括竖颈、坐、站立、独走等粗大运动,及手指的精细动作。

2.肌张力异常

因不同临床类型而异,痉挛型表现为肌张力增高;肌张力低下型则表现为瘫痪肢体松软,但仍可引出腱反射;而手足徐动型表现为变异性肌张力不全。

3.姿势异常

受异常肌张力和原始反射消失等不同情况影响,患儿可出现多种肢体异常姿势,并因此影响其正常运动功能的发挥。体检中将患儿卧位、直立位及由仰卧牵拉成坐位时,即可发现瘫痪肢体的异常姿势和非正常体位。

4.反射异常

多种原始反射消失延迟。痉挛型 CP 患儿腱反射活跃,可引出踝阵挛和阳性 Babinski 征(图 2-2)。

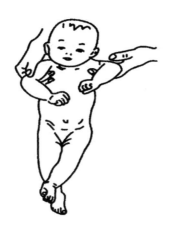

图 2-2　痉挛型 CP 直立位姿

(二)伴随症状和疾病

作为脑损伤引起的共同表现,一半以上 CP 患儿可能合并智力低下、听力和语言发育障碍,其他如视力障碍、过度激惹、小头畸形、癫痫等。有的伴随症状如流涎、关节脱位则与 CP 自身的运动功能障碍相关。

(三)头颅影像学检查

脑发育不全最常见部位以颞叶、额叶及脑室周围多见;脑萎缩、头颅出血、胼胝体发育不良、脑积水等较常见;白质软化、巨脑回、皮质裂等少见。头颅影像学无特异性,且严重程度与 CP 临床表现的严重程度并不一致,不能仅以头颅影像作为 CP 治疗效果和预后的评价指标。

近年来,国外学者利用 MRI 技术对 CP 患儿进行影像学研究,报道其 MRI 异常在 $80\%\sim100\%$,MRI 异常表现与 CP 类型、病因、出生胎龄等均有密切关系。不随意运动型 CP 异常率 68.2%。早产儿仍以脑室周围 TW_2 相低信号(PVL)改变为主,阳性率达 87%;而足月儿则以双侧丘脑、壳核和苍白球改变为主,与窒息和黄疸有关,异常率仅有 17%。胆红素脑病引起的不随意运动型 CP 患儿,颅脑 MRI 特征与缺氧性损伤所致者有所不同,前者主要损伤苍白球,后者则主要损伤丘脑和壳核。

三、诊断与鉴别诊断

CP 有多种类型,使其临床表现复杂,容易与婴幼儿时期其他神经肌肉性瘫痪相混淆。然而,只要认真问清病史和体格检查,遵循 CP 的定义,正确确立诊断并不困难。$1/2\sim2/3$ 的患儿可有头颅 CT、MRI 异常,但正常者不能否定本病的诊断。脑电图可能正常,也可表现异常背景活动,伴有痫性放电波者应注意合并癫痫的可能性。诊断 CP 同时,需对患儿同时存在的伴随症状和疾病如智力低下、癫痫、语言听力障碍、关节脱位等做出判断,为本病的综合治疗创造条件。

诊断条件:①引起 CP 的脑损伤为非进行性。②引起运动障碍的病变部位在脑部。③症状在婴儿期出现。④有时合并智力障碍、癫痫、感知觉障碍及其他异常。⑤除外进行性疾病所致的中枢性运动障碍及正常小儿暂时性的运动发育迟缓。

四、治疗

采用损伤、残能、残障的国际分类(ICIDH)和粗大运动功能分类系统(GMFCS)对 CP 患儿进行评价,运动障碍与肌张力障碍型 CP 属于中、重度残疾,患儿的移动运动、手功能、言语、社交技能等随意运动都受到不同程度的影响。目前的治疗措施仍以神经发育学治疗为主,以运动康复为主流,兼顾所有受累功能区及相关障碍。不但应及早进行物理治疗、作业治疗,而且应重视口运动、进食技能、语言与言语功能的早期干预。

(一)治疗原则

1.早期发现和早期治疗

婴儿运动系统正处发育阶段,早期治疗容易取得较好疗效。

2.促进正常运动发育

抑制异常运动和姿势。

3.采取综合治疗手段

除针对运动障碍外,同时控制其癫痫发作,以阻止脑损伤的加重。对同时存在的语言障碍、关节脱位、听力障碍等也需同时治疗。

4.医师指导和家庭训练相结合

以保证患儿得到持之以恒的正确治疗。

(二)主要治疗措施

物理治疗(PT)主要通过制订治疗性训练方案来实施,常用的技术包括:软组织牵拉、抗异常模式的体位性治疗、调整肌张力技术、功能性运动强化训练、肌力和耐力训练、平衡和协调控制、物理因子辅助治疗等。具体治疗方法有作业治疗、支具或矫形器的应用、语言治疗、心理行为治疗、特殊教育。

(三)药物治疗

目前还没发现治疗 CP 的特效药物,可用小计量苯海索缓解手足徐动症的多动,改善肌张力;注射肉毒毒素 A 可缓解肌肉痉挛,配合物理治疗可治疗痉挛性 CP。

(四)手术治疗

主要用于痉挛型,目的是矫正畸形,恢复或改善肌力与肌张力的平衡。

(五)其他

如高压氧舱、水疗、电疗等。

第三节 先天性脑积水

脑积水是儿科常见疾病,因脑脊液容量过多导致脑室扩大、皮质变薄,颅内压升高。先天性脑积水的发生率为 0.9/1 000~1.8/1 000,每年死亡率约为 1%。

一、脑脊液产生、吸收和循环

脑脊液的形成是一个能量依赖性的,而非颅内压力依赖性的过程,每天产生 450~500 mL,或每分钟产生 0.3~0.4 mL。50%到 80%的脑脊液由侧脑室、第三脑室和第四脑室里的脉络丛产生,其余的 20%到 50%的脑脊液由脑室的室管膜和脑实质作为脑的代谢产物而产生。

与脑脊液的形成相反,脑脊液的吸收是非能量依赖性的过程,以大流量的方式进入位于蛛网膜下腔和硬膜内静脉窦之间的蛛网膜颗粒内。脑脊液的吸收依赖于从蛛网膜下腔通过蛛网膜颗粒到硬膜静脉窦之间的压力梯度。当颅内压力正常时(如<7 cmH$_2$O 或 0.67 kPa),脑脊液以 0.3 mL/min 的速率产生,此时脑脊液还没有被吸收。颅内压增高,脑脊液吸收开始,其吸收率与颅内压成比例。此外,还有一些其他的可能存在的脑脊液吸收途径,如淋巴系统、鼻黏膜、鼻旁窦及颅内和脊神经的神经根鞘,当颅内压升高时,它们也可能参与脑脊液的吸收。

脑脊液的流向是从头端向尾端,流经脑室系统,通过正中孔(Luschka 孔)和左右侧孔(Mágendie 孔)流至枕大池、桥小脑池和脑桥,最后,CSF 向上流至小脑蛛网膜下腔,经环池、四叠体池、脚间池和交叉池,至大脑表面的蛛网膜下腔;向下流至脊髓的蛛网膜下腔;最后被大脑表面的蛛网膜颗粒吸收入静脉系统。

二、发病机制

脑脊液的产生与吸收失衡可造成脑积水,脑积水的产生多数情况下是由于脑脊液吸收功能障碍引起。只有脉络丛乳头状瘤,至少部分原因是脑脊液分泌过多。脑脊液容量增加引起继发性脑脊液吸收功能损伤,和/或脑脊液产生过多,导致脑室进行性扩张。在部分儿童,脑脊液可通过旁路吸收,从而使得脑室不再进行性扩大,形成静止性或代偿性脑积水。

三、病理表现

脑室通路的阻塞或者吸收障碍使得颅内压力增高,梗阻近端以上的脑室进行性扩张。其病理表现为脑室扩张,通常枕角最先扩张,皮层变薄,室管膜破裂,脑脊液渗入到脑室旁的白质内,白质受损瘢痕增生,颅内压升高,脑疝,昏迷,最终死亡。

四、病因与分类

脑积水的分类是根据阻塞的部位而定。如果阻塞部位是在蛛网膜颗粒以上,则阻塞部位以上的脑室扩大,此时称阻塞性脑积水或非交通性脑积水。例如,导水管阻塞引起侧脑室和第三脑室扩大,第四脑室没有成比例扩大。相反,如果是蛛网膜颗粒水平阻塞,引起脑脊液吸收障碍,侧脑室、第三脑室和第四脑室均扩张,蛛网膜下腔脑脊液容量增多,此时的脑积水称为非阻塞性脑积水或交通性脑积水。

(一)阻塞性或非交通性脑积水阻塞部位及病因

1.侧脑室受阻

侧脑室受阻见于出生前的室管膜下或脑室内出血;出生前、后的脑室内或侧脑室外肿瘤压迫。

2.孟氏孔受阻

常见原因有先天性的狭窄或闭锁,颅内囊肿如蛛网膜下腔或脑室内的蛛网膜囊肿,邻近脑室的脑穿通畸形囊肿和胶样囊肿,肿瘤如下丘脑胶质瘤,颅咽管瘤和室管膜下巨细胞型星型细胞瘤及血管畸形。

3.导水管受阻

阻塞的原因包括脊髓、脊膜膨出相关的 ChiariⅡ畸形引起的小脑向上通过幕切迹疝出压迫导水管,Galen 静脉血管畸形、炎症或出血引起导水管处神经胶质过多,松果体区肿瘤和斜坡胶质瘤。

4.第四脑室及出口受阻

第四脑室在后颅窝流出道梗阻及第四脑室肿瘤如髓母细胞瘤、室管膜瘤和毛细胞型星形细胞瘤,Dandy-Walker 综合征即后颅窝有一个大的与扩大的第四脑室相通的囊肿，造成了流出道梗阻（即 Luschka 侧孔和 Magendie 正中孔的梗阻），以及 Chiari 畸形即由于后颅窝狭小，小脑扁桃体和/或第四脑室疝入到枕骨大孔引起梗阻。

（二）交通性或非阻塞性脑积水阻塞部位及病因

1.基底池水平受阻

梗阻部位可以发生在基底池水平。此时，脑脊液受阻在椎管和脑皮层的蛛网膜下腔，无法到达蛛网膜颗粒从而被吸收。结果侧脑室、第三脑室和第四脑室均扩大。常见原因有先天性的感染，化脓性、结核性和真菌性感染引起的脑膜炎，动脉瘤破裂引起的蛛网膜下腔出血，血管畸形或外伤，脑室内出血，基底蛛网膜炎，软脑脊膜瘤扩散，神经性结节病和使脑脊液蛋白水平升高的肿瘤。

2.蛛网膜颗粒水平受阻

梗阻部位还可以发生在蛛网膜颗粒水平，原因是蛛网膜颗粒的阻塞或闭锁，导致蛛网膜下腔和脑室的扩大。

3.静脉窦受阻

原因为静脉流出梗阻，如软骨发育不全或狭颅症患者合并有颈静脉孔狭窄，先天性心脏病右心房压力增高患者，以及硬膜静脉窦或上腔静脉血栓的患者。静脉流出道梗阻能引起静脉压升高，最终导致脑皮质静脉引流减少，脑血流量增加，颅内压升高，脑脊液吸收减少，脑室扩张。

另外，还有一种积水性无脑畸形是由于两侧大脑前动脉和大脑中动脉供血的脑组织全部或几乎全部缺失，从而颅腔内充满了脑脊液，而非脑组织。颅腔的形态和硬膜仍旧完好，内含有丘脑、脑干和少量的由大脑后动脉供血的枕叶。双侧的颈内动脉梗塞和感染是大脑畸形的最常见原因。脑电图表现为皮层活动消失。这类婴儿过于激惹，停留在原始反射，哭吵、吸吮力弱，语音及微笑落后。脑脊液分流手术有可能控制进行性扩大的头围，但对于神经功能的改善没有帮助。

五、临床表现

婴儿脑积水表现为易激惹、昏睡、生长发育落后、呼吸暂停、心动过缓、反射亢进、肌张力增高、头围进行性增大、前囟饱满、骨缝裂开、头皮薄、头皮静脉曲张、前额隆起、上眼睑不能下垂、眼球向上运动障碍（如两眼太阳落山征）、意识减退、视盘水肿、视神经萎缩引起的视弱甚至失明，以及第Ⅲ、第Ⅳ、第Ⅵ对脑神经麻痹，抬头、坐、爬、讲话、对外界的认知及体力和智能发育均较正常同龄儿落后。在儿童，由于颅缝已经闭合，脑积水可以表现为头痛（尤其在早晨）、恶心、呕吐、昏睡、视盘水肿、视力下降、认知功能和行为能力下降、记忆障碍、注意力减退、学习成绩下降、步态改变、两眼不能上视、复视(特别是第Ⅵ对脑神经麻痹)和抽搐。婴儿和儿童脑积水若有运动障碍可表现为肢体痉挛性瘫,以下肢为主,症状轻者双足跟紧张、足下垂,严重时整个下肢肌张力增高,呈痉挛步态。

六、诊断

根据典型症状体征,不难做出脑积水的临床诊断。病史中需注意母亲孕期情况,小儿胎龄,是否用过产钳或胎头吸引器,有无头部外伤史,有无感染性疾病史。应作下列检查,做出全面评估。

(一)头围测量

新生儿测量头围在出生后 1 个月内应常规进行,不仅应注意头围的绝对值,而且应注意生长速度,疑似病例多能从头围发育曲线异常而发现。

(二)B 型超声图像

B 型超声图像为一种安全、实用,且可快速取得诊断的方法,对新生儿很有应用价值,特别是对于危重患儿可在重症监护室操作。通过未闭的前囟,可了解两侧脑室及第三脑室大小,有无颅内出血。因无放射线,操作简单,便于随访。

(三)影像学特征

脑积水的颅骨平片和三维 CT 常常显示破壶样外观和冠状缝、矢状缝裂开。CT 和 MRI 常可见颞角扩张,脑沟、基底池和大脑半球间裂消失,额角和第三脑室球形扩张,胼胝体上拱和/或萎缩及脑室周围脑实质水肿。

七、鉴别诊断

(一)婴儿硬膜下血肿或积液

多因产伤或其他因素引起,可单侧或双侧,以额顶、颞部多见。慢性者,也可使头颅增大,颅骨变薄。前囟穿刺可以鉴别,从硬膜下腔可抽得血性或淡黄色液体。

(二)佝偻病

由于颅骨不规则增厚,致使额骨和枕骨突出,呈方形颅,貌似头颅增大。但本病无颅内压增高症状,而又有佝偻病的其他表现,故有别于脑积水。

(三)巨脑畸形

巨脑畸形是各种原因引起的脑本身重量和体积的异常增加。有些原发性巨

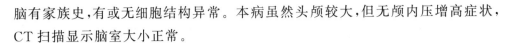

脑有家族史,有或无细胞结构异常。本病虽然头颅较大,但无颅内压增高症状,CT扫描显示脑室大小正常。

(四)脑萎缩性脑积水

脑萎缩可以引起脑室扩大,但无颅高压症状,此时的脑积水不是真正的脑积水。

(五)良性脑外积水(也称婴儿良性轴外积液)

这是一个很少需要手术的疾病,其特征为两侧前方蛛网膜下腔(如脑沟和脑池)扩大,脑室正常或轻度扩大,前囟搏动明显,头围扩大,超过正常儿头围的百分线。良性脑外积水的婴儿颅内压可以稍偏高,由于头围大,运动发育可以轻度落后。其发病机制尚未不清楚,可能与脑脊液吸收不良有关。通常有明显的大头家族史。在12~18月龄,扩大的头围趋于稳定,从而使得身体的生长能够赶上头围的生长。在2~3岁以后,脑外积水自发吸收,不需要分流手术。虽然这一疾病通常不需要手术,但是有必要密切监测患儿的头围、头部CT或超声及患儿的生长发育,一旦出现颅高压症状和/或生长发育落后,需要及时行分流手术。

八、处理

治疗的目的是获得理想的神经功能,预防或恢复因脑室扩大压迫脑组织引起的神经损伤。治疗方法为脑脊液分流手术,包括有阀门调节的置管脑脊液分流手术及内镜第三脑室造瘘术,目的是预防因颅内压升高而造成的神经损害。脑积水的及时治疗能改善患儿智力,有效延长生命。只要患有脑积水的婴儿在出生头5个月内做分流手术,就有可能达到较理想的结果。

(一)手术方式的选择

脑积水的治疗方法是手术,手术方式的选择依赖于脑积水的病因。例如,阻塞性脑积水的患者,手术方法是去除阻塞(如肿瘤),交通性脑积水的患者或阻塞性脑积水阻塞部位无法手术去除的患者,需要做脑脊液分流手术,分流管的一端放置在梗阻的近端脑脊液内,另一端放置在远处可以吸收脑脊液的地方。最常用的远端部位是腹腔、右心房、胸膜腔、胆囊、膀胱/输尿管和基底池(如第三脑室造瘘),而腹腔是目前选择最多的部位(如脑室腹腔分流术),除非存在腹腔脓肿或吸收障碍。脑室心房分流术是另外一种可以选择的方法。如果腹腔和心房都不能利用,对于7岁以上的儿童,还可以选择脑室胸腔分流术。

(二)分流管的选择

脑脊液分流系统至少包括3个组成部分:脑室端管,通常放置在侧脑室的枕角或额角;远端管,用来将脑脊液引流到远端可以被吸收的地方;阀门。传统的调压管通过打开一个固定的调压装置来调节脑脊液单向流动。这种压力调节取决于阀门的性质,一般分为低压、中压和高压。一旦阀门打开,对脑脊液流动产生一个很小的阻力,结果,当直立位时,由于地心引力的作用,可以产生一个很高的脑脊液流出率,造成很大的颅内负压,此过程称为"虹吸现象"。由于虹吸现象可以造成脑脊液分流过度,因此,某些分流管被设计成能限制脑脊液过分流出,尤其是当直立位时。例如,Delta 阀(Medtronic PS Medical,Goleta,CA)就是一种标准的振动膜型的压力调节阀,内有抗虹吸装置,用来减少直立位时脑脊液的过度分流。Orbis-Sigma 阀(Cordis,Miami)包含一个可变阻力、流量控制系统,当压力进行性升高时,通过不断缩小流出孔达到控制脑脊液过度分流的目的。虽然这一新的阀门被誉为是一种预防过度分流、增进治疗效果的有效装置,然而,最近的随机调查,比较 3 种分流装置(如普通的可调压阀、Delta 阀和 Orbis-Sigma 阀)治疗儿童脑积水的效果,发现这 3 种分流装置在分流手术的失败率方面并没有显著性差异。最近又出来两种可编程的调压管,当此种分流管被埋入体内后,仍可在体外重新设置压力,此种分流管被广泛地应用在小儿脑积水上。虽然有大量的各种类型的分流管用于治疗脑积水,但是,至今还没有前瞻性的、随机的、双盲的、多中心的试验证明哪一种分流管比其他分流管更有效。

(三)脑室腹腔分流术

脑室腹腔分流术是儿童脑积水脑脊液分流术的首选。

1.手术指征

交通性和非交通性脑积水。

2.手术禁忌证

颅内感染不能用抗菌药物控制者;脑脊液蛋白明显增高;脑脊液中有新鲜出血;腹腔内有炎症、粘连,如手术后广泛的腹腔粘连、腹膜炎和早产儿坏死性小肠结肠炎;病理性肥胖。

3.手术步骤

手术是在气管插管全身麻醉下进行,手术前静脉预防性应用抗生素。患者放置于手术床头端边缘,靠近手术者,头放在凝胶垫圈上,置管侧朝外,用凝胶卷垫在肩膀下,使头颈和躯干拉直,以利于打皮下隧道置管。皮肤准备前,先用记号笔根据脑室端钻骨孔置管的位置(如额部或枕部)描出头皮切口,在仔细的皮肤准备后,再用笔将皮肤切口重新涂描一遍。腹部切口通常在右上腹或腹中线剑突下 2～3 横指距离。铺消毒巾后,在骨孔周边切开一弧形切口,掀开皮瓣,切开骨膜,颅骨钻孔,电凝后,打开硬脑膜、蛛网膜和软脑膜。

接着,切开腹部切口,打开进入腹腔的通道,轻柔地探查证实已进入腹腔。用皮下通条在头部与腹部切口之间打一皮下通道,再把分流装置从消毒盒中取出,浸泡在抗生素溶液中,准备安装入人体内。分流管远端装置包括阀门穿过皮下隧道并放置在隧道内,隧道外管道用浸泡过抗生素的纱布包裹,避免与皮肤接触。接着,根据术前 CT 测得的数据,将分流管插入脑室预定位置并有脑脊液流出,再将分流管剪成需要的长度,与阀门连接,用 0 号线打结,固定接口。然后,提起远端分流管,证实有脑脊液流出后,将管毫无阻力地放入到腹腔内。抗生素溶液冲洗伤口后,二层缝合伤口,伤口要求严密缝合,仔细对合,最后用无菌纱布覆盖。有条件的单位还可以在超声和/或脑室镜的引导下,将分流管精确地插入到脑室内理想的位置。脑室镜还能穿破脑室内的隔膜,使脑脊液互相流通。

4.分流术后并发症的处理

(1)机械故障:近端阻塞(即脑室端管道阻塞)是分流管机械障碍的最常见原因。其他原因包括分流管远端的阻塞或分流装置其他部位的阻塞(如抗虹吸部位的阻塞);腹腔内脑脊液吸收障碍引起的大量腹水,阻止了脑脊液的流出;分流管折断;分流管接口脱落;分流管移位;远端分流管长度不够;近端或远端管道位置放置不妥当。当怀疑有分流障碍时,需做头部 CT 扫描,并与以前正常时的头部 CT 扫描相比较,以判断有否脑室扩大。同时还需行分流管摄片,判断分流管接口是否脱落、断裂,脑室内及整个分流管的位置、远端分流管的长度,以及有否分流管移位。

(2)感染:分流管感染发生率为 2%～8%。感染引起的后果是严重的,包括智力和局部神经功能损伤、大量的医疗花费,甚至死亡。大多数感染发生在分流管理置术后的头 6 个月,约占 90%,其中术后第一个月感染的发生率为 70%。最常见的病原菌为葡萄球菌,其他为棒状杆菌、链球菌、肠球菌、需氧的革兰氏阴性杆菌和真菌。6 个月以后的感染就非常少见。由于大多数感染是因为分流管与患者自身皮肤接触污染引起,所以手术中严格操作非常重要。

分流术后感染包括伤口感染并累及分流管、脑室感染、腹腔感染和感染性假性囊肿。感染的危险因素包括小年龄、皮肤条件差、手术时间长、开放性神经管缺陷、术后伤口脑脊液漏或伤口裂开、多次的分流管修复手术及合并有其他感染。感染的患者常有低热,或有分流障碍的征象,还可以有脑膜炎、脑室内炎症、腹膜炎或蜂窝织炎的表现。临床表现为烦躁、头痛、恶心和呕吐、昏睡、食欲缺乏、腹痛、分流管处皮肤红肿、畏光和颈强直。头部 CT 显示脑室大小可以有改变或无变化。

一旦怀疑分流感染,应抽取分流管内的脑脊液化验,做细胞计数和分类,蛋白、糖测定,革兰氏染色和培养及药物敏感试验。脑脊液送化验后,开始静脉广谱抗生素应用。患者还必须接受头部 CT 扫描,头部 CT 能显示脑室端管子的位置、脑室的大小和内容物,包括在严重的革兰氏阴性菌脑室炎症时出现的局限性化脓性积液。如果患者主诉腹痛或有腹胀表现,还需要给予腹部 CT 或超声检查,以确定有否腹腔内脑脊液假性囊肿。另外,还有必要行外周血白细胞计数和血培养,因为分流感染的患者常有血白细胞计数升高和血培养阳性。

如果脑脊液检查证实感染,需手术拔除分流管,脑室外引流并留置中心静脉,全身合理应用抗生素,直到感染得到控制,新的分流管得到重新安置。

(3)过度分流:多数分流管无论是高压还是低压都会产生过度分流。过度分流能引起硬膜下积血、低颅内压综合征或脑室裂隙综合征。硬膜下积血是由于脑室塌陷,致使脑皮层从硬膜上被牵拉下来,桥静脉撕裂出血引起。虽然硬膜下血肿能自行吸收无须治疗,但是,对于有症状的或进行性增多的硬膜下血肿仍需手术,以利于脑室再膨胀。除了并发硬膜下血肿,过度分流还能引起低颅压综合征,产生头痛、恶心、呕吐、心动过快和昏睡,这些症状在体位改变时尤其容易发生。低颅压综合征的患者,当患者呈现直立位时,会引起过度分流,造成颅内负压,出现剧烈的体位性头痛,必须躺下才能缓解。如果症状持续存在或经常发作并影响正常生活、学习,就需要行分流管修复术,重新埋置一根压力较高的分流管,或抗虹吸管或者压力较高的抗虹吸分流管。

过度分流也还能引起裂隙样脑室,即在放置了分流管后,脑室变得非常小或呈裂隙样。在以前的回顾性研究中,裂隙脑的发生率占 80%,有趣的是 88.5%的裂隙脑患者可以完全没有症状,而在 11.5%有症状的患者中,仅 6.5%的患者需要手术干预。裂隙脑综合征的症状偶尔发生,表现为间断性的呕吐、头痛和昏睡。影像学表现为脑室非常小,脑室外脑脊液间隙减少,颅骨增厚,没有颅内脑脊液积聚的空间。此时,脑室壁塌陷,包绕并阻塞脑室内分流管,使之无法引流。最后,脑室内压力升高,脑室略微扩大,分流管恢复工作。由于分流管间断性的阻塞、工作,引起升高的颅内压波动,造成神经功能急性损伤。手术方法包括脑室端分流管的修复,分流阀压力上调以增加阻力,安加抗虹吸管或流量控制阀,分流管同侧的颞下去骨瓣减压。

(4)孤立性第四脑室扩张:脑积水侧脑室放置分流管后,有时会出现孤立性第四脑室扩张,这在早产儿脑室内出血引起的出血后脑积水尤其容易发生,感染后脑积水或反复分流感染/室管膜炎也会引起。这是由于第四脑室入口与出口梗阻,闭塞的第四脑室产生的脑脊液使得脑室进行性扩大,出现头痛、吞咽困难、低位脑神经麻痹、共济失调、昏睡和恶心、呕吐。婴儿可有长吸式呼吸和心动过缓。对于有症状的患者,可以另外行第四脑室腹腔分流术。然而,当脑室随着脑脊液的引流而缩小时,脑干向后方正常位置后移,结果,第四脑室内的分流管可能会碰伤脑干。另外,大约40%的患者术后1年内需要再次行分流管修复术。还有一种治疗方法是枕下开颅开放性手术,将第四脑室与蛛网膜下腔和基底池打通,必要时还可以同时再放置一根分流管在第四脑室与脊髓的蛛网膜下腔。近年来,内镜手术又备受推崇,即采用内镜下导水管整形术和放置支撑管的脑室间造瘘术,以建立孤立的第四脑室与幕上脑室系统之间的通路。

(四)内镜三脑室造瘘术

1.手术指证

某些类型的阻塞性脑积水,如导水管狭窄和松果体区、后颅窝区肿瘤或囊肿引起的阻塞性脑积水。

2.禁忌证

交通性脑积水。另外,<1岁的婴幼儿成功率很低,手术需慎重。对于存在有病理改变的患者,成功率也很低,如肿瘤、已经做过分流手术、曾有过蛛网膜下腔出血、曾做过全脑放疗及显著的第三脑室底瘢痕增生,其成功率仅为20%。

3.手术方法

第三脑室造瘘术方法是在冠状缝前中线旁2.5~3 cm额骨上钻一骨孔,将镜鞘插过孟氏孔并固定,以保护周围组织,防止内镜反复进出时损伤脑组织。硬性或软性内镜插入镜鞘,通过孟氏孔进入第三脑室,在第三脑室底中线处,乳头小体开裂处前方造瘘,再用2号球囊扩张管通过反复充气和放气将造瘘口扩大。造瘘完成后,再将内镜伸入脚间池,观察蛛网膜,确定没有多余的蛛网膜阻碍脑脊液流入蛛网膜下腔。

4.并发症及处理

主要并发症为血管损伤继发出血。其他报道的并发症有心脏暂停、糖尿病发作、抗利尿激素不适当分泌综合征、硬膜下血肿、脑膜炎、脑梗死、短期记忆障碍、感染、周围相邻脑神经损伤(如下丘脑、腺垂体、视交叉)及动脉损伤引起的术中破裂出血或外伤后动脉瘤形成造成的迟发性出血。动态MRI可以通过评价脑脊液在第三脑室造瘘口处的流通情况而判断造瘘口是否通畅。如果造瘘口不够通畅,有必要行内镜探查,尝试再次行造瘘口穿通术,若原造瘘口处瘢痕增生无法再次手术穿通,只得行脑室腹腔分流术。

九、结果和预后

未经治疗的脑积水预后差,50%的患者在 3 岁前死去,仅 20%～23%能活到成年。活到成年的脑积水患者中,仅有 38%有正常智力。脑积水分流术技术的发展使得儿童脑积水的预后有了很大的改善。许多做了分流手术的脑积水儿童可以有正常的智力,参加正常的社会活动。50%～55%脑积水分流术的儿童智商超过 80。癫痫常预示着脑积水分流术的儿童有较差的智力。分流并发症反复出现的脑积水儿童预后差。

第四节　重症肌无力

重症肌无力(MG)是神经肌肉接头间传递功能障碍所致的慢性疾病,与其自身的免疫异常有关,所以又认为是一种自身免疫疾病,患者轻则眼睑下垂、复视或斜视,眼球转动不灵;重则四肢无力,合身倦怠,颈软头倾,吞咽困难,饮水反呛,咀嚼无力,呼吸气短,语言障碍不清,生活不能自理,甚至呼吸困难发生危象。

一、诊断

(一)病史

与遗传因素、免疫功能异常等因素有关。

(二)临床表现

1.症状

症状包括:①眼睑下垂,晨轻晚重,眼睑下垂多伴有复视、斜视、视物不清,眼睛闭合不全,眼球活动受限。②四肢无力,难以连续高举双臂或难以连续蹲下与站起,或难以连续握拳与舒展开,故生理功能下降。③颈软抬头无力或咀嚼无力,呼吸气短、无力,吞咽不顺利等症状互相关联,而吞咽困难与之相关的症状有发音不清,声音嘶哑,饮水呛咳,咀嚼无力等。

2.体征

眼外肌麻痹、肢体肌耐力减弱,疲劳试验阳性,对受累肌肉反复作同一动作或连续叩击某一反射,可见反应逐渐减弱或消失。

3.儿童重症肌无力分型

(1)少年型重症肌无力(JMG):临床最常见,除发病年龄不同外,与成人重症肌无力病理及发病机制均相同。起病多在2岁以后,最小年龄6个月,平均年龄3岁。女多于男。肌无力特点为休息后好转,重复用力则加重,并有晨轻暮重现象。JMG分为以下几种。①眼肌型:最多见,患儿仅表现眼外肌受累症状,而无其他肌群受累的临床和电生理表现。首发症状是单侧或双侧上睑下垂,可伴眼球活动障碍,从而引起复视、斜视。重症者双眼几乎不动。②全身型:躯干及四肢受累,可伴眼外肌或球肌麻痹。轻者步行或上阶梯极易疲劳,重症者肢体无运动功能,常有呼吸肌及球肌麻痹。患儿腱反射多减弱或消失,无肌纤颤及明显肌萎缩,感觉正常。③脑干型:有明显吞咽、咀嚼及言语障碍,除伴眼外肌受累外,无躯干及肢体受累。

(2)新生儿暂时性重症肌无力:患重症肌无力母亲所生新生儿约1/7患本病。母亲的乙酰胆碱受体抗体(AchR-Ab)通过血-胎盘屏障进入胎儿血循环,作用于新生儿神经肌肉接头处AchR而表现重症肌无力临床特征。患儿生后数小时至3天内,出现全身肌张力低下、哭声弱,吸吮、吞咽、呼吸均显困难,腱反射减弱或消失;患儿很少有眼外肌麻痹。如未注意家族史,易与围生期脑损伤、肌无力综合征等相混淆。肌内注射甲基硫酸新斯的明后,症状明显减轻。重复神经刺激(RNS)检测对确诊有重要意义。患儿血中AchR-Ab可增高。轻症可自行缓解,2~4周内完全恢复。重症者如不治疗,可在数小时内死于呼吸衰竭。

(3)先天性重症肌无力(CMG):发生于母亲未患重症肌无力所娩出的新生儿或小婴儿。血中无AchR-Ab,常有阳性家族史。患儿在宫内胎动减少,出生后表现肌无力,哭声微弱,喂养困难,双上睑下垂,眼球活动受限。早期症状并不严重,故确诊较困难。少数患儿可有呼吸肌受累。病程一般较长,对胆碱酯酶抑制药有效,但对眼外肌麻痹效果较差。CMG主要有4种缺陷即乙酰胆碱合成缺陷、乙酰胆碱释放障碍、胆碱酯酶缺乏、终板AchR缺陷。

(三)辅助检查

(1)新斯的明试验:是目前诊断重症肌无力的最简单方法。新斯的明,每次0.04 mg/kg,肌内注射。新生儿0.10~0.15 mg,儿童常用量0.25~0.55 mg,最大量不超过1 mg。观察30分钟,肌力改善为阳性。一旦发现新斯的明的毒蕈碱样反应,可肌内注射阿托品0.5~1.0 mg。

(2)免疫功能检查:可有异常。

(3)血清胆碱酯酶、免疫球蛋白、乙酰胆碱受体抗体效价测定升高。

（4）胸部 X 线片或 CT 检查：可有胸腺肿大或肿瘤。

（5）心电图可异常。

（6）电生理检查：感应电持续刺激受累肌肉反应迅速消失。肌电图重复频率刺激，低频刺激有波幅递减，高频刺激有波幅递增现象，如递减超过起始波幅 10% 以上或递增超过 50% 为阳性。肌电图检查是诊断重症肌无力的重要依据，尤其延髓型，不以眼睑下垂为首发症状的患者，新斯的明无法观察眼睑的变化，因此进行肌电图检查十分必要。

（四）诊断标准

（1）受累骨骼肌无力，朝轻暮重。

（2）肌疲劳试验阳性。

（3）药物试验阳性：新斯的明，每次 0.04 mg/kg，肌内注射。新生儿 0.10～0.15 mg，儿童常用量 0.25～0.50 mg，最大量不超过 1 mg。观察 30 分钟，肌力改善为阳性。

（4）肌电图重复电刺激：低频刺激（通常用 3 Hz）肌肉动作电位幅度很快地递减 10% 以上为阳性。

（5）血清抗乙酰胆碱抗体阳性。

（6）单纤维肌电图：可见兴奋传导延长或阻滞，相邻电位时间差（Jitter）值延长。

以上 6 项标准中，第（1）项为必备条件，其余 5 项为参考条件，必备条件加参考条件中的任何一项即可诊断。

二、治疗

（一）抗胆碱酯酶（ChE）药物

1.新斯的明

（1）溴化新斯的明，5 岁以内 0.5 mg/(kg·d)，5 岁以上 0.25 mg/(kg·d)，每 4 小时 1 次，逐渐加量，一旦出现不良反应则停止加量。10～20 分钟生效，持续 3～4 小时，极量为 0.1 g/d。作用时间短，胃肠道不良反应明显。

（2）甲基硫酸新斯的明，每岁 0.05～0.1 mg 或每次 0.012 5 mg/kg，皮下注射、肌内注射、静脉滴注。作用较迅速，但持续时间短（2～3 小时）。一般用于诊断和急救。

2.溴吡斯的明

化学结构类似新斯的明，但毒性仅为其 1/8～1/4，治疗量与中毒量距离大，作用时间 3.5～4.5 小时。且对延髓支配肌、眼肌的疗效比新斯的明强。新生儿每次 5 mg,婴幼儿每次 10～15 mg,年长儿 20～30 mg,最大量每次不超过 60 mg,每天 3～4 次。根据症状控制需求及有无不良反应,适当增减每次剂量及间隔时间。

3.依酚氯铵

0.2 mg/(kg·d),静脉注射,先注射 1/5 量,如无反应再注射余量。20～30 秒发生作用,持续 2～4 分钟。仅用于诊断及确定危象的性质。

(二)免疫治疗

1.胸腺摘除术

术后有效率(完全缓解与好转)44%～90%。特别对非胸腺瘤术后缓解好转率较高;但 75%～80% 胸腺瘤可恶变,仍应尽早切除。对 15 岁以上的全身型重症肌无力,胸腺摘除术是常规治疗方法,术后继续用泼尼松 1 年。有胸腺瘤者可静脉滴注地塞米松或环磷酰胺后进行手术切除,但疗效比胸腺增生和正常者差,术后需进行放疗和长期免疫抑制药治疗。无胸腺瘤的眼肌型重症肌无力,即使肢体肌电图阳性,也非胸腺切除术适应证。

2.糖皮质激素(简称激素)疗法

激素疗法的适应证为:①病程在 1 年以内各型重症肌无力。②单纯用抗 ChE 药物不能控制重症肌无力。③单纯眼肌型重症肌无力。④已行胸腺摘除术,但疗效不佳或恶化的重症肌无力。⑤重症肌无力胸腺摘除术术前准备。

具体疗法:①泼尼松长期维持疗法。泼尼松 1～2 mg/(kg·d)小剂量开始逐渐增加,症状明显缓解后,持续服用 8～12 周后逐渐减量,至每天或隔天顿服,总疗程 2 年。②大剂量甲泼尼龙冲击疗法。甲泼尼龙 20 mg/(kg·d),静脉滴注 3 天;再以泼尼松维持治疗。其优点是起效时间和达最佳疗效时间比泼尼松长期维持疗法短。适用于肌无力危象,胸腺摘除术前准备。应有气管切开和辅助呼吸的准备。如病情严重,应服用大剂量抗 ChE 药物,在开始大剂量激素治疗时适当减少抗 ChE 药剂量,以减少一过性肌无力加重现象。

3.其他免疫抑制疗法

其他免疫抑制疗法包括:①环磷酰胺,2 mg/(kg·d)分 2 次服用。多半于 2 个月内见效,有效率 73%。EMG 证明治疗有效。应注意白细胞计数减少、出血性膀胱炎、口腔炎、恶心、呕吐、皮疹和脱发等不良反应,疗程不超过 12 周,以免损伤性腺。②嘌呤阻滞剂,6-巯基嘌呤 1.5 mg/(kg·d),分 1～3 次。硫唑嘌呤 1.5～3 mg/(kg·d),分 2 次。③环孢素 A,5 mg/(kg·d),8～16 周后增至

10 mg/(kg·d),分 2 次服。4 周见效,8～12 周明显改善。④血浆置换法,去除 Ach 受体抗体,见效快,显效率几乎是 100%,但疗效持续短,价格昂贵,仅用于重症。不良反应有低血压、出血和电解质紊乱。⑤大剂量静脉注射丙种球蛋白,0.4～0.6 g/(kg·d)静脉滴注,4～6 小时输完,连续 5 天为 1 个疗程。急性或复发病例有效率 75%～100%。显效较快,绝大多数在 3～10 天见效,最短者次日即见效;缓解后维持 20～120 天,大多 40～60 天。间断 3～4 周重复用药,可能有更长的缓解期。因价格昂贵,主要用于重症肌无力危象,或其他治疗无效者。

(三)辅助性药物

(1)氯化钾片剂或 10%氯化钾溶液:每天 2～3 g,分 2～3 次。

(2)螺旋内酯胶囊:2 mg/(kg·d),分 2～4 次。

(3)麻黄碱片剂:每次 0.5～1 mg/kg,每天 3 次。

(四)换血疗法

对新生儿一过性肌无力有呼吸困难者可考虑换血疗法。

(五)肌无力危象与胆碱能危象的处理

各种危象发生时,首要的抢救措施是设法保持呼吸道通畅,必要时气管切开辅以人工辅助呼吸。同时根据危象的类型予以处理,如为肌无力危象需用新斯的明 1 mg 肌内注射或静脉滴注,然后在依酚氯铵试验的监护下每隔半小时注射 0.5 mg,至病情好转后改为口服。如考虑为胆碱能危象,立即停用抗胆碱酯酶药物,并静脉注射阿托品直至症状消失,以后在依酚氯铵试验阳性后再慎用抗胆碱酯酶药。

第五节　吉兰-巴雷综合征

吉兰-巴雷综合征又称急性感染性多发性神经根神经炎,是一种周围神经系统疾病。当脊髓灰质炎在我国被消灭以后,它已成为引起儿童弛缓性麻痹的主要疾病之一。主要以肢体对称性、弛缓性麻痹为主,侵犯脑神经、脊神经,以运动神经受累为主。重症患儿累及呼吸肌。本病为急性发病,有自限性,预后良好。本病病因尚未阐明,疑本病与病毒或感染有关。目前认为本病是一种器官特异性的自身免疫性疾病。

一、病因

本病发病率每年为 1/10 万～4/10 万。可发生于任何年龄,但以儿童和青年为主。男性和女性均可发病,男性略多于女性。发病无季节性差异,但国内北方地区以夏秋季节多发。尽管吉兰-巴雷综合征发病机制仍未完全阐明,但免疫学致病机制近年来被推崇和广泛接受。研究结果表明中国北方儿童吉兰-巴雷综合征发病与空肠弯曲菌感染及卫生状况不良有关。事实上,50％以上的吉兰-巴雷综合征患者伴有前驱感染史,如呼吸道病毒、传染性单核细胞增多症病毒、巨细胞病毒、流感病毒,特别是空肠弯曲菌引起的肠道感染。这些感染源与人体周围神经的某些部分很相似,引起交叉反应。

二、临床表现

据国内统计,55％患儿于神经系统症状出现前 1～2 周有前驱感染史如上呼吸道感染、风疹、腮腺炎或腹泻等,前驱病恢复后,患儿无自觉症状,或仅感疲倦。常见发病诱因为淋雨、涉水、外伤等。

绝大多数病例急性起病,体温正常,1～2 周神经系统病情发展至高峰,持续数天,多在病程2～4周开始恢复;个别患儿起病缓慢,经 3～4 周病情发展至高峰。

(一)运动障碍

进行性肌肉无力是突出症状。多数患儿首发症状是双下肢无力,然后呈上行性麻痹进展;少数患儿呈下行性麻痹。可以由脑神经麻痹开始,然后波及上肢及下肢。患儿肢体可以从不完全麻痹逐渐发展为完全性麻痹,表现不能坐、翻身,颈部无力,手足下垂。麻痹呈对称性(双侧肌力差异不超过一级),肢体麻痹一般远端重于近端。少数病例可表现近端重于远端。受累部位可见肌萎缩,手足肌肉尤其明显。腱反射减弱或消失。

(二)脑神经麻痹

病情严重者常有脑神经麻痹,常为几对脑神经同时受累,也可见单一脑神经麻痹,如常有第Ⅸ、Ⅹ、Ⅺ、Ⅻ对脑神经受累;患儿表现声音小,吞咽困难或进食时呛咳,无表情。少数重症患儿,全部运动脑神经均可受累。偶见视盘水肿,其发生机制尚不清楚。

(三)呼吸肌麻痹

病情严重者常有呼吸肌麻痹。为了有助临床判断呼吸肌受累程度,根据临床症状及体征,参考胸部 X 线透视结果综合判断,拟定呼吸肌麻痹分度标准如下。

Ⅰ度呼吸肌麻痹:声音较小,咳嗽力较弱,无呼吸困难,下部肋间肌和/或膈肌运动减弱,未见矛盾呼吸。X 线透视肋间肌和/或肌运动减弱。

Ⅱ度呼吸肌麻痹:声音小,咳嗽力弱,有呼吸困难,除膈肌或肋间肌运动减弱外,稍深吸气时上腹部不鼓起,反见下陷,出现腹膈矛盾呼吸。X 线透视下膈肌和/或肋间肌运动明显减弱。

Ⅲ度呼吸肌麻痹:声音小,咳嗽力明显减弱或消失,有重度呼吸困难,除有膈肌和/或肋间肌运动减弱外,平静呼吸时呈腹膈矛盾呼吸或胸式矛盾呼吸。X 线透视膈肌和/或肋间肌运动明显减弱,深吸气时膈肌下降小于一个肋间,平静呼吸时膈肌下降<1/3 个肋间,甚至不动。

(四)自主神经障碍

患者常有出汗过多或过少,肢体发凉,阵发性脸红,心率增快。严重病例可有心律不齐,期前收缩,血压升高及不稳,可突然降低或上升,有时上升与下降交替出现,病情好转时,心血管障碍亦减轻。患者还可出现膀胱和肠道功能障碍,表现为一过性尿潴留或失禁,常有便秘或腹泻。

(五)感觉障碍

感觉障碍不如运动障碍明显,而且一般只在发病初期出现。主要为主观感觉障碍,如痛、麻、痒及其他感觉异常等,这些感觉障碍维持时间比较短,常为一过性。对年长儿进行感觉神经检查,可能有手套、袜套式或根性感觉障碍。不少患者在神经干的部位有明显压痛。多数患者于抬腿时疼痛。

三、实验室检查

(一)脑脊液

脑脊液压力大多正常。多数患者的脑脊液显示蛋白细胞分离现象,即蛋白虽增高而细胞数正常,病程 2~3 周达高峰,为本病特征之一。有时患者脑脊液蛋白含量高达 20 g/L(2 g/dL),此时可引起颅内压增高和视盘水肿。这可能是蛋白含量过高增加了脑脊液的黏稠度,导致再吸收障碍所致。

(二)血液

大多数患者的血液中能够检测出针对髓鞘的正常成分如 GM-1 等神经节苷脂、P_2 蛋白和髓鞘相关糖蛋白等的自身抗体。抗体可出现 IgG、IgM 和 IgA 等不同亚型。亦可出现抗心磷脂抗体。患者的外周血中存在致敏的淋巴细胞,在体外可以破坏髓鞘。

(三)肌电图检查

神经传导速度和肌电图的检查在吉兰-巴雷综合征的诊断中很有价值。可显示神经元受损。一般认为神经传导速度减慢与髓鞘受损有关,复合肌肉动作电位的波幅降低与轴索损害有关。患者肌电图提示神经传导速度减慢为主,而波幅降低相对不太明显,这与本病的病理特征周围神经髓鞘破坏有关。此外,本病肌电图可示 F 波的潜伏期延长或消失,F 波的改变常提示周围神经近端或神经根受损。

四、诊断

典型病例不难做出诊断。由于本病无特异性诊断方法,对于临床表现不典型病例,诊断比较困难,通常是依靠临床症状及实验室检查,排除其他神经系统疾病的可能性后才能确定诊断。以下几点可作为诊断的参考。①急性发病,不发热,可见上行性、对称性、弛缓性麻痹。少数为下行性麻痹。腱反射减低或消失。②四肢有麻木或酸痛等异常感觉或呈手套样、袜套样感觉障碍,但一般远较运动障碍为轻。③可伴有运动性脑神经障碍,常见面神经、舌咽神经、迷走神经受累。病情严重者常有呼吸肌麻痹。④脑脊液可有蛋白、细胞分离现象。肌电图的检查可显示神经元受损和/或神经传导速度减慢,复合肌肉动作电位的波幅降低。

五、鉴别诊断

(一)脊髓灰质炎

本病麻痹型中以脊髓型最多见,因脊髓前角细胞受损的部位及范围不同,病情轻重不等。本病多见未曾服用脊髓灰质炎疫苗的小儿。多先有发热,2～3 天热退后出现肢体和/或躯干肌张力减低,肢体和/或腹肌不对称弛缓性麻痹,腱反射减弱或消失,无感觉障碍。重者可伴有呼吸肌麻痹,如治疗不当,可导致死亡。发病早期脑脊液多有细胞数增加,蛋白多正常,称为细胞蛋白分离现象。肌电图示神经元损害。脊髓灰质炎的确诊,是依据粪便的脊灰病毒分离阳性。患者脑脊液或血液中查有脊髓灰质炎特异性 IgM 抗体(1 个月内未服脊髓灰质炎疫苗),恢复期血清中抗体静脉滴注度比急性期增高 4 倍或 4 倍以上。均有助诊断。

(二)急性脊髓炎

起病较神经根炎缓慢,病程持续时间较长。发病早期常见发热,伴背部及腿部疼痛,很快出现脊髓休克期,表现急性弛缓性麻痹。脊髓休克解除后,出现上运动神经元性瘫痪,肌张力增高,腱反射亢进及其他病理反射。常有明显的感觉障碍平面及括约肌功能障碍。脑脊液显示炎症性改变。因脊髓肿胀,脊髓磁共振成像(MRI)检查有助诊断。

(三)脊髓肿瘤

先为一侧间歇性神经根性疼痛,以后逐渐发展为两侧持续性疼痛。由于脊髓压迫,引起运动、感觉障碍,严重者出现脊髓横断综合征。大多数患者病情进展缓慢。腰膨大以上受累时,表现为下肢的上运动神经元性瘫痪及病变水平以下感觉障碍,常有括约肌障碍如便秘、排尿困难、尿失禁。脑脊液变黄色,蛋白量增高,脊髓 MRI 检查可助诊断。必要时手术探查,依据病理结果方可确诊。

(四)低血钾性周期性麻痹

近年来有些地区散发低血钾性麻痹,表现为软弱无力,肢体可有弛缓性麻痹,以近端为重,严重者累及全身肌肉,甚至影响呼吸肌,发生呼吸困难。腱反射减弱。无感觉障碍。病程短,发作在数小时或 1～4 天即可自行消失。脑脊液正常,血钾＜3.5 mmol/L,心律失常,心音低钝,心电图出现 U 波和 ST-T 的改变。用钾治疗后症状很快恢复。

(五)癔症性瘫痪

情绪因素影响肢体瘫痪,进展快,腱反射存在,无脑神经和呼吸肌的麻痹,无肌萎缩,用暗示疗法即很快恢复。

六、治疗

吉兰-巴雷综合征患者的强化监护、精心护理和并发症的预防是治疗的重点。由于本病的临床和病理过程多属可逆性及自限性,所以在急性期,特别是在呼吸肌麻痹时,应积极进行抢救,采用综合的治疗措施,使患者度过危险期。

(一)一般性治疗

由于患者瘫痪很长时间,容易产生并发症,如坠积性肺炎、脓毒血症、褥疮和血栓性静脉炎等。这时耐心细致地护理是降低病死率、减少并发症的关键。特别要保持呼吸道通畅,防止发生窒息。注意室内温度、湿度,可采用雾化气体吸入、拍击患者的背部、体位引流等;勤翻身,防止压疮;注意保持瘫痪肢体的功能位置,防止足下垂等变形;严格执行消毒隔离制度,尤其在气管切开术后要做好无菌操作的处理,防止交叉感染。由于吉兰-巴雷综合征患者发生自主神经系统并发症比较多,可引起心律失常,应给予持续心电监护。发现异常予以纠正,但室性心动过速很常见,通常不需要治疗。

(二)静脉大剂量丙种球蛋白的治疗

用静脉大剂量注射丙种球蛋白治疗本病,目前已被临床广泛使用,已证明其可缩短病程,并可抑制急性期患者病情进展。其用法为 400 mg/kg,连续使用 5 天。一般自慢速开始每小时40 mL,后可增加到 100 mL。

(三)血浆置换

分别接受血浆置换或静脉大剂量丙种球蛋白,结果两者疗效相似,血浆置换越早进行越好,可缩短病程,但并不能降低死亡率。治疗的机制可能是清除患者血浆中的髓鞘毒性抗体、致病的炎性因子、抗原-抗体免疫复合物等,减轻神经髓鞘的中毒作用,促进髓鞘的修复和再生。因为这种治疗方法要求的条件较高,难度较大,有创伤,所以在我国没有被广泛地采用。

(四)糖皮质激素治疗

国内外学者对它是否用于吉兰-巴雷综合征患者仍存在两种不同的观点。从理论上讲应用糖皮质激素合理。但因为吉兰-巴雷综合征是一个自限性疾病,常难肯定其确切疗效;治疗剂量是氢化可的松每天 5～10 mg/kg,或地塞米松0.2～0.4 mg/kg,连续使用 1～2 周,后可改用口服泼尼松 2～3 周内逐步减停;也可采用大剂量甲泼尼龙 20 mg/kg,连续使用 3 天后,可改用泼尼松口服。

(五)呼吸肌麻痹治疗

对有明显呼吸肌麻痹的患者,保持呼吸道通畅,正确掌握气管切开的适应证,及时使用人工呼吸器,是降低病死率的重要措施与关键。首先判断有无呼吸肌麻痹及麻痹的严重程度尤为重要,因呼吸肌麻痹最终可导致呼吸衰竭,易合并肺内感染、肺不张、痰堵窒息而影响预后。对呼吸肌轻度麻痹、尚能满足生理通气量的患者,在吸气末用双手紧压胸部,刺激患儿咳嗽,促进痰液排出。应注意保持病室空气湿润,对于稠痰不易咳出者可给予雾化吸入及体位引流。呼吸肌麻痹的急救措施如下:①气管切开。②用呼吸机辅助呼吸。指征如下:Ⅲ度呼吸肌麻痹;呼吸肌麻痹Ⅱ度伴舌咽、迷走神经麻痹者;Ⅱ度呼吸肌麻痹以上伴有肺炎、肺不张者;暴发型者(是指发病在 24～48 小时内,呼吸肌麻痹进入Ⅱ度者)都应及时做经鼻气管插管或气管切开术。

(六)其他

(1)抗生素。重症患者常并发呼吸道感染,包括各种细菌感染,更多见于皮质激素使用过程中,应给予抗生素积极控制细菌感染。

(2)维生素 B_1、B_6、B_{12} 及 ATP 等药物可促进神经系统的代谢。

(3)恢复期常采用针灸、按摩、体疗以促进神经功能恢复,防止肌肉萎缩。

第三章

心血管系统疾病

第一节 高 血 压

小儿血压超过该年龄组平均血压的 2 个标准差以上,即在安静情况下,若动脉血压高于以下限值并确定无人为因素所致,应视为高血压(表 3-1)。

表 3-1 各年龄组血压正常值

年龄组	正常值(kPa)	限值(kPa)
新生儿	10.7/6.7 kPa(80/50 mmHg)	13.4/8.0 kPa(100/60 mmHg)
婴儿	12.1/8.0 kPa(90/60 mmHg)	14.7/9.4 kPa(110/70 mmHg)
≤8 岁	(12.1~13.4)/(8.0~9.4) kPa[(90~100)/(60~70)mmHg]	16.1/10.2 kPa(120/70 mmHg)
>8 岁	(13.4~14.7)/(9.4~10.2) kPa[(100~110)/(70~80)mmHg]	17.4/12.1 kPa(130/90 mmHg)

小儿高血压主要为继发性,肾脏实质病变最常见。其中尤以各种类型的急慢性肾小球肾炎多见,其次为慢性肾盂肾炎、肾脏血管疾病。此外,皮质醇增多症、嗜铬细胞瘤、神经母细胞瘤及肾动脉狭窄等亦是小儿高血压常见的病因。高血压急症系指血压(特别是舒张压)急速升高引起的心、脑、肾等器官严重功能障碍甚至衰竭,又称高血压危象。高血压危象发生的决定因素与血压增高的程度、血压上升的速度及是否存在并发症有关,而与高血压的病因无关。危象多发生于急进性高血压和血压控制不好的慢性高血压患儿。如既往血压正常者出现高血压危象往往提示有急性肾小球肾炎,而且血压无须上升太高水平即可发生。

如高血压合并急性左心衰竭,颅内出血时即使血压只有中度升高,也会严重威胁患儿生命。

一、病因

根据高血压的病因,分为原发性高血压和继发性高血压。小儿高血压80%以上为继发性高血压。

(一)继发性高血压

小儿高血压继发于其他病因者为继发性高血压。继发性高血压中80%可能与肾脏疾病有关,如急性和慢性肾功能不全、肾小球肾炎、肾病综合征、肾盂肾炎。其他涉及心血管疾病,如主动脉缩窄、大动脉炎;内分泌疾病,如原发性醛固酮增多症、库欣综合征、嗜铬细胞瘤、神经母细胞瘤等;中枢神经系统疾病及铅、汞中毒等。

(二)原发性高血压

病因不明者为原发性高血压,与下列因素有关。

1.遗传

根据国内外有关资料统计,高血压的遗传度在60%～80%,随着年龄增长,遗传效果更明显。检测双亲均患原发性高血压的正常血压子女的去甲肾上腺素、多巴胺浓度明显高于无高血压家族史的相应对照组,表明原发性高血压可能存在有遗传性交感功能亢进。

2.性格

具有A型性格(具有极端竞争性、时间紧迫性、易被激怒或易对他人怀有进攻倾向)行为类型的青少年心血管系统疾病的发生率高于其他类型者。

3.饮食

钠离子具有一定的升压作用,而食鱼多者较少患高血压病。因此,对高危人群应限制高钠盐饮食,鼓励多食鱼。

4.肥胖

肥胖者由于脂肪组织的堆积,使毛细血管床增加,引起循环血量和心排血量增加,心脏负担加重,日久易引起高血压和心脏肥大。另外高血压的肥胖儿童,通过减少体重可使血压下降,亦证明肥胖对血压升高有明显影响。

5.运动

对少儿运动员的研究表明,体育锻炼使心排血量增加、心率减慢、消耗多余的热量,从而有效地控制肥胖、高血脂、心血管适应能力低下等与心脑血管疾病有关的危险因素的形成与发展,为成人期心脑血管疾病的早期预防提供良好的基础。

二、临床表现

轻度高血压患儿常无明显症状,仅于体格检查时发现。血压明显增高时可有头晕、头痛、恶心、呕吐等,随着病情发展可出现脑、心脏、肾脏、眼底血管改变的症状。脑部表现以头痛、头晕常见,血压急剧升高常发生脑血管痉挛而导致脑缺血,出现头痛、失语、肢体瘫痪;严重时引起脑水肿、颅内压增高,此时头痛剧烈,并有呕吐、抽搐或昏迷,这种情况称为高血压脑病。心脏表现有左心室增大,心尖部可闻及收缩期杂音,出现心力衰竭时可听到舒张期奔马律。肾脏表现有夜尿增多、蛋白尿、管型尿,晚期可出现氮质血症及尿毒症。眼底变化,早期见视网膜动脉痉挛、变细,以后发展为狭窄,甚至眼底出血和视神经盘水肿。某些疾病有特殊症状:主动脉缩窄,发病较早,婴儿期即可出现充血性心力衰竭,股动脉搏动明显减弱或消失,下肢血压低于上肢血压;大动脉炎多见于年长儿,有发热、乏力、消瘦等全身表现,体检时腹部可闻及血管性杂音;嗜铬细胞瘤有多汗、心悸、血糖升高、体重减轻、发作性严重高血压等症状。

三、实验室检查

实验室检查包括:①尿常规、尿培养、尿儿茶酚胺定性。②血常规和心电图、胸部正侧位照片。③血清电解质测定,特别是钾、钠、钙、磷。④血脂测定。总胆固醇、三酰甘油、高密度脂蛋白胆固醇、低密度脂蛋白胆固醇、载脂蛋白 A、载脂蛋白 B。⑤血浆肌酐、尿素氮、尿酸、空腹血糖测定。⑥肾脏超声波检查。如血压治疗未能控制,或有继发性高血压的相应特殊症状、体征,经综合分析,可选择性进行下列特殊检查。

(一)静脉肾盂造影

快速序列法,可见一侧肾排泄造影剂迟于对侧,肾轮廓不规则或显著小于对侧(直径相差1.5 cm以上),造影剂密度大于对侧,或输尿管上段和肾盂有压迹(扩张的输尿管动脉压迫所致)。由于仅能半定量估测肾脏大小和位置,且有假阳性和假阴性,目前已多不用。

(二)放射性核素肾图

^{131}I-hippuran(^{131}I-马尿酸钠)肾图,测^{131}I-hippuran从尿中排泄率,反映有效肾血流量。^{99m}Tc-DTPA(^{99m}Tc-二乙烯三胺戊乙酸)肾扫描,反映肾小球滤过率。

肾动脉狭窄时双肾血流量不对称,一侧大于对侧40%~60%;一侧同位素延迟出现;双肾同位素浓度一致,排泄一致。

(三)卡托普利-放射性核素肾图

卡托普利为血管紧张素转换酶(ACEI)抑制剂,由于阻止血管紧张素Ⅱ介导的肾小球后出球小动脉的收缩,因此服用卡托普利后行放射性核素肾图检查,可发现患侧肾小球滤过率急剧降低,而血浆流量无明显改变。

(四)肾动脉造影

可明确狭窄是双侧或单侧,狭窄部位在肾动脉或分支,并可同时行球囊扩张肾动脉成形术。如患儿肌酐超过119 mmol/L,则造影剂总量应限制,并予适当水化和扩充容量。

(五)肾静脉血浆肾素活性比测定

手术前准备:口服呋塞米,成人每次40 mg,1天2次,小儿每次1 mg/kg,1天2次,共1~2天,并给予低钠饮食,停用β受体阻滞剂,30分钟前给予单剂卡托普利,口服。结果患侧肾静脉肾素活性大于对侧1.5倍。

(六)血浆肾素活性测定

口服单剂卡托普利60分钟后测定血浆肾素活性,如>12 mg/(mL·h),可诊断肾血管性高血压,注意不能服用利尿剂等降压药物。

(七)内分泌检查

血浆去甲肾上腺素、肾上腺素和甲状腺功能测定。

四、诊断

目前我国小儿血压尚缺乏统一的标准,判断儿童高血压的标准常有3种。

(1)国内沿用的标准:学龄前期高于14.6/9.3 kPa(110/70 mmHg),学龄期高于16.0/10.7 kPa(120/80 mmHg),13岁及以上则18.7/12.0 kPa(140/90 mmHg)。

(2)WHO标准:<13岁者为高于18.7/12.0 kPa(140/90 mmHg),13岁及以上者为18.7/12.0 kPa(140/90 mmHg)。

(3)按Londe建议,收缩压和舒张压超过各年龄性别组的第95百分位数。目前倾向于应用百分位数。百分位是1996年美国小儿血压监控工作组推荐的,根据平均身高、年龄、性别组的标准,凡超过第95百分位为高血压。具体标准见表3-2。

表 3-2　小儿高血压的诊断标准[kPa(mmHg)]

年龄(岁)	男	女
3	14.5/8.7(109/65)	14.2/9.1(107/68)
5	14.9/9.5(112/71)	14.7/9.5(110/71)
7	15.3/10.1(115/76)	15.1/9.9(113/74)
9	15.3/10.5(115/79)	15.6/10.3(117/77)
11	16.1/10.7(121/80)	16.2/10.5(121/79)
15	17.4/11.1(131/83)	17.1/11.1(128/83)
17	18.1/11.6(136/87)	17.2/11.2(129/84)

诊断高血压后进一步寻找病因,小儿高血压多数为继发性。通过详细询问病史,仔细体格检查,结合常规检查和特殊检查,常能做出明确诊断。经过各种检查均正常,找不出原因者可诊断为原发性高血压。

五、高血压急症处理原则

(1)处理高血压急症时,治疗措施应该先于复杂的诊断检查。

(2)对高血压脑病、高血压合并急性左心衰竭等高血压危象应快速降压,旨在立即解除过高血压对靶器官的进行性损害。恶性高血压等长期严重高血压者需比正常略高的血压方可保证靶器官最低限度的血流灌注,过快过度地降低血压可导致心、脑、肾及视网膜的血流急剧减少而发生失明、昏迷、抽搐、心绞痛或肾小管坏死等严重持久的并发症。故对这类疾病患儿降压幅度及速度均应适度。

(3)高血压危象系因全身细小动脉发生暂时性强烈痉挛引起的血压急骤升高所致。因此,血管扩张剂如钙通道阻滞剂、血管紧张素转换酶抑制剂及 α 受体、β 受体抑制剂的临床应用,是治疗的重点。这些药物不仅给药方便(含化或口服),起效迅速,而且在降压同时,还可改善心、肾的血流灌注。尤其是降压作用的强度随血压下降而减弱,无过度降低血压之虑。

(4)高血压危象常用药物及高血压危象药物的选择参考,见表 3-3 和表 3-4。

六、高血压急症的表现

在儿童期高血压急症的主要表现为:①高血压脑病。②急性左心衰竭。③颅内出血。④嗜铬细胞瘤危象等。现分析如下。

(一)高血压脑病

高血压脑病为一种综合征,其特征为血压突然升高伴有急性神经系统症状。

虽任何原因引起的高血压均发生本病,但最常见为急性肾炎。

表 3-3　高血压危象常用药物

药物	剂量及用法	起效时间	持续时间	不良反应	相对禁忌
硝苯比平	0.3～0.5 mg/kg	含化 5 分钟;口服 30 分钟	6～8 小时	心动过速,颜面潮红	
卡托普利	1～2 mg/(kg·d)	口服 30 分钟	4～6	皮疹、高钾血症,发热	肾动脉狭窄
柳胺苄心定	20～80 mg 加入糖水中,2 mg/min 静脉滴注(成人剂量)	5～10 分钟		充血性心力衰竭、哮喘、心动过速、AVB 二度以上	
硝普钠	1 μg/(kg·min)开始静脉滴注,无效可渐增至 8 μg/(kg·min)	即时	停后 2 分钟	恶心、精神症状、肌肉痉挛	高血压、脑病
氯苯甲噻二嗪	每次 5 mg/kg 静脉注射,无效 30 分钟可重复	1～2 分钟	4～24 小时	高血糖、呕吐	
肼屈嗪	每次 0.1～0.2 mg/kg 静脉注射或肌内注射	10 分钟	2～6 小时	心动过速、恶心、呕吐	充血性心力衰竭、夹层主动脉瘤

表 3-4　高血压急症药物选择

高血压危象	药物选择	高血压危象	药物选择
高血压脑病	NF、CP、LB、diazoxide、NP	急性左心衰竭	NP、CP、NF
脑出血	LB、CP、NF	急进性高血压	CP、NF、HD
蛛网膜下腔出血	NF、LB、CP、diazoxide	嗜铬细胞瘤	PM(酚妥拉明)、LB

1.临床表现

头痛并伴有恶心、呕吐,出现精神错乱,定向障碍,谵妄,痴呆;亦可出现烦躁不安,肌肉阵挛性颤动,反复惊厥甚而呈癫痫持续状态。也可发生一过性偏瘫,意识障碍如嗜睡、昏迷;严重者可因颅内压明显增高发生脑疝。眼底检查可见视网膜动脉痉挛或视网膜出血。脑脊液压力可正常亦可增高,蛋白含量增加。

本症应与蛛网膜下腔出血、脑肿瘤、癫痫大发作等疾病鉴别。蛛网膜下腔出血常有脑膜刺激症状,脑脊液为血性而无严重高血压。脑肿瘤、癫痫大发作亦无显著的血压升高及眼底出血。临床确诊高血压脑病最简捷的办法是给予降压药治疗后病情迅速好转。

2.急症处理

一旦确诊高血压脑病,应迅速将血压降至安全范围之内为宜[17.4/12.1 kPa(131/90 mmHg)左右],降压治疗应在严密的观察下进行。

(1)降压治疗。

常用的静脉注射药物:①柳胺苄心定,是目前唯一能同时阻滞 α、β 肾上腺素受体的药物,不影响心排血量和脑血流量。因此,即使合并心脑肾严重病变亦可取得满意疗效。本品因独具 α 和 β 受体阻滞作用,故可有效地治疗中毒性甲亢和嗜铬细胞瘤所致的高血压危象。②二氮嗪。因该药物可引起水钠潴留,可与呋塞米并用增强降压作用。又因本品溶液呈碱性,注射时勿溢到血管外。③硝普钠。也颇为有效,但对高血压脑病不做首选。该药降压作用迅速,维持时间短,应根据血压水平调节滴注速度。使用时应避光并新鲜配制,溶解后使用时间不宜超过 6 小时,连续使用不要超过 3 天,当心硫氰酸盐中毒。

常用口服或含化药物:①硝苯地平。通过阻塞细胞膜钙离子通道,减少钙内流,从而松弛血管平滑肌使血压下降。神志清醒,合作患儿可舌下含服,意识障碍或不合作者可将药片碾碎加水 0.5～1 mL 制成混悬剂抽入注射器中缓慢注入舌下。②硫甲丙脯酸:为血管紧张素转换酶抑制剂,对于高肾素恶性高血压和肾血管性高血压降压作用特别明显,对非高肾素性高血压亦有降压作用。

(2)保持呼吸道通畅,镇静,制止抽搐。可用苯巴比妥钠(8～10 mg/kg,肌内注射,必要时6 小时后可重复)、地西泮(0.3～0.5 mg/kg 肌内或静脉缓注,注射速度在3 mg/min 以下,必要时30 分钟后可重复)等止惊药物,但须注意呼吸。

(3)降低颅内压:可选用 20％甘露醇(每次 1 g/kg,每 4 小时或 6 小时,1 次)、呋塞米(每次1 mg/kg)及 25％血清蛋白(20 mL,每天 1～2 次)等,减轻脑水肿。

(二)颅内出血(蛛网膜下腔出血或脑实质出血)

1.临床表现及诊断

蛛网膜下腔出血起病突然,伴有严重头疼、恶心呕吐及不同程度意识障碍。若出血量不大,意识可在几分钟到几小时内恢复,但最后仍可逐渐昏睡或谵妄。若出血严重,可以很快出现颅内压增高的表现,有时可出现全身抽搐,颈项强直是很常见的体征,甚至是唯一的体征,伴有脑膜刺激征。眼底检查可发现新鲜出血灶。腰椎穿刺脑脊液呈均匀的血性,但发病后立即腰穿不会发现红细胞,要等数小时以后红细胞才到达腰部的蛛网膜下腔。1～3 天后可由于无菌性脑膜炎而发热,白细胞计数增高似与蛛网膜下腔出血的严重程度呈平行关系,因此,不要将诊断引向感染性疾病。CT脑扫描检查无改变。

脑实质出血起病时常伴头痛、呕吐,昏迷较为常见,腰椎穿刺脑脊液压力增高,血性者占80%以上。除此而外,可因出血部位不同伴有如下不同的神经系统症状。

(1)壳核-内囊出血:典型者出现"三偏症",出血对侧肢体瘫痪和中枢性面瘫;出血对侧偏身感觉障碍;出血对侧的偏盲。

(2)脑桥出血:初期表现为交叉性瘫痪,即出血侧面瘫和对侧上、下肢瘫痪,头眼转向出血侧。后迅速波及两侧,出现双侧面瘫痪和四肢瘫痪,头眼位置恢复正中,双侧瞳孔呈针尖大小,双侧锥体束征。早期出现呼吸困难且不规则,常迅速进入深昏迷,多于24~48小时内死亡。

(3)脑室出血:表现为剧烈头痛呕吐,迅速进入深昏迷,瞳孔缩小,体温升高,可呈去大脑强直,双侧锥体束征。四肢软瘫,腱反射常引不出。

(4)小脑出血:临床变化多样,但是走路不稳是常见的症状。常出现眼震颤和肢体共济失调症状。

颅内出血可因颅内压增高发生心动过缓,呼吸不规则,严重者可发生脑疝。多数颅内出血的患儿心电图可出现巨大倒置T波,QT期间延长。血常规可见白细胞升高,尿常规可见蛋白、红细胞和管型,血中尿素氮亦可见升高。在诊断中尚需注意,颅内出血本身可引起急性高血压,即使患儿以前并无高血压史。此外,尚需与癫痫发作、高血压脑病及代谢障碍所致昏迷相区别。

2.急症处理

(1)一般治疗:绝对卧床,头部降温,保持气道通畅,必要时做气管内插管。

(2)控制高血压:对于高血压性颅内出血的患儿,应及时控制高血压。但由于颅内出血常伴颅内压增高,因此,投予降压药物应避免短时间内血压下降速度过快和幅度过大,否则脑灌注压将受到明显影响。一般低压不宜低于出血前水平。舒张压较低,脉压过大者不宜用降压药物。降压药物的选择以硝苯地平、卡托普利和柳胺苄心定较为合适。

(3)减轻脑水肿:脑出血后多伴脑水肿并逐渐加重,严重者可引起脑疝。故降低颅内压,控制脑水肿是颅内出血急性期处理的重要环节。疑有继续出血者可先采用人工控制性过度通气、静脉注射呋塞米等措施降低颅内压,也可给予渗透性脱水剂如20%甘露醇(1 g/kg,每4~6小时,1次)及25%的血清蛋白(20 mL,每天1~2次)。短程大剂量激素有助于减轻脑水肿,但对高血压不利,故必须要慎用,更不宜长期使用。治疗中注意水、电解质平衡。

（4）止血药和凝血药：止血药对脑出血治疗尚有争议，但对蛛网膜下腔出血，对羧基苄胺及6-氨基己酸能控制纤维蛋白原的形成，有一定疗效，在急性期可短时间使用。

（5）其他：经检查颅内有占位性病灶者，条件允许时可手术清除血肿，尤其对小脑出血、大脑半球出血疗效较好。

（三）高血压合并急性左心衰竭

1.临床表现及诊断

儿童期血压急剧升高时，造成心脏后负荷急剧升高。当血压升高到超过左心房所能代偿的限度时就出现左心衰竭及急性水肿。急性左心衰竭时，动脉血压，尤其是舒张压显著升高，左心室舒张末期压力、肺静脉压力、肺毛细血管压和肺小动脉楔压均升高，并与肺淤血的严重程度呈正相关。当肺小动脉楔压超过4.0 kPa（30 mmHg）时，血浆自肺毛细血管大量渗入肺泡，引起急性肺水肿。急性肺水肿是左心衰竭最重要的表现形式。患儿往往面色苍白、口唇青紫、皮肤湿冷多汗、烦躁、极度呼吸困难，咯大量白色或粉红色泡沫痰，大多被迫采取前倾坐位，双肺听诊可闻及大量水泡音或哮鸣音，心尖区特别在左侧卧位和心率较快时常可闻及心室舒张期奔马律等。在诊断中应注意的是，即使无高血压危象的患儿，急性肺水肿本身可伴有收缩压及舒张压升高，但升高幅度不会太大，且肺水肿一旦控制，血压则自行下降。而急性左心衰竭肺水肿患儿眼底检查如有出血或渗出时，考虑合并高血压危象。

2.急症处理

（1）体位：患儿取前倾坐位，双腿下垂（休克时除外），四肢结扎止血带。止血带压力以低于动脉压又能阻碍静脉回流为度，相当于收缩压及舒张压之间，每15分钟轮流将一肢体的止血带放松。该体位亦可使痰较易咳出。

（2）吗啡：吗啡可减轻左心衰竭时交感系统兴奋引起的小静脉和小动脉收缩，降低前、后负荷。对烦躁不安、高度气急的急性肺水肿患儿，吗啡是首选药物，可皮下注射盐酸吗啡0.1～0.2 mg/kg，但休克、昏迷及呼吸衰竭者忌用。

（3）给氧：单纯缺氧而无二氧化碳潴留时，应给予较高浓度氧气吸入，活瓣型面罩的供氧效果比鼻导管法好，提供的 FiO_2 可达 0.3～0.6。肺水肿时肺部空气与水分混合，形成泡沫，妨碍换气。可使氧通过含有乙醇的雾化器，口罩给氧者乙醇浓度为30%～40%，鼻导管给氧者乙醇浓度为70%，1次不宜超过20分钟。但乙醇的去泡沫作用较弱且有刺激性。近年有报道用二甲硅油消泡气雾剂治疗，效果良好。应用时将瓶倒转，在距离患儿口腔 8～10 cm 处，于吸气时对准咽喉或鼻孔喷雾 20～40 次。一般 5 分钟内生效,最大作用在15～30 分钟。必要时可重复使用。如低氧血症明显,又伴有二氧化碳潴留,应使用间歇正压呼吸配合氧疗。间歇正压呼吸改善急性肺水肿的原理,可能由于它增加肺泡压与肺组织间隙压,降低右心房充盈压与胸腔内血容量;增加肺泡通气量,有利于清除支气管分泌物,减轻呼吸肌工作,减少组织氧耗量。

(4)利尿剂:宜选用速效强效利尿剂,可静脉注射呋塞米(每次 1～2 mg/kg)或依他尼酸(1 mg/kg,20 mL液体稀释后静脉注射),必要时 2 小时后重复。对肺水肿的治疗首先由于呋塞米等药物有直接扩张静脉作用,增加静脉容量,使静脉血自肺部向周围分布,从而降低肺静脉压力,这一重要特点在给药 5 分钟内即出现,其后才发挥利尿作用,减少静脉容量,缓解肺淤血。

(5)洋地黄及其他正性肌力药物:对急性左心衰竭患儿几乎都有指征应用洋地黄。应采用作用迅速的强心剂如毛花苷 C 静脉注射,1 次注入洋地黄化量的 1/2,余 1/2 分为 2 次,每隔 4～6 小时,1 次。如需维持疗效,可于 24 小时后口服地高辛维持量。如仍需继续静脉给药,每 6 小时注射 1 次 1/4 洋地黄化量。毒毛花苷 K,1 次静脉注射 0.007～0.01 mg/kg,如需静脉维持给药,可8～12 小时重复 1 次。使用中注意监护,以防洋地黄中毒。

多巴酚丁胺为较新、作用较强、不良反应较小的正性肌力药物。用法:静脉点滴 5～10 mg/(kg•min)。

(6)降压治疗:应采用快速降压药物使血压速降至正常水平以减轻左心室负荷。硝普钠为一种强力短效血管扩张剂,直接使动脉和静脉平滑肌松弛,降低周围血管阻力和静脉贮血。因此,硝普钠不仅降压迅速,还能减低左心室前、后负荷,改善心脏功能,为高血压危象并急性左心衰竭较理想的首选药物。一般从 1 μg/(kg•min)开始静脉滴注,在监测血压的条件下,无效时每 3～5 分钟调整速度渐增至 8 μg/(kg•min)。此外,也可选用硝苯地平或卡托普利,但忌用柳胺苄心定和肼屈嗪,因柳胺苄心定对心肌有负性肌力作用,而后者可反射性增快心率和心排血量,加重心肌损害。

第二节　先天性心脏病

先天性心脏病(CHD)简称先心病,指胎儿时期心脏血管发育异常所导致的畸形,是小儿最常见的心脏病。发生率为活产婴儿的 4‰～12‰。按此比率,我国每年有 10 万～15 万先心病的患儿出生,如未经治疗,约有 1/3 的患儿在出生后 1 个月内因病情严重和复杂畸形而夭折。近年来,由于心导管检查、心血管造影和超声心动图等的应用,在低温麻醉和体外循环情况下,心脏直视手术的发展及介入疗法的出现,使临床上先天性心脏病的诊断、治疗和预后都有了显著的进步。

一、病因

先天性心脏病的病因尚未完全明确,但现已了解有内、外两类因素,内在与遗传有关,为染色体异常或多基因突变引起。外在与环境因素有关,环境因素中较为主要的是宫内感染,如风疹、流行性感冒、流行性腮腺炎和柯萨奇病毒感染等。此外,还包括孕母缺乏叶酸,患代谢性疾病(糖尿病、高钙血症、苯丙酮尿症),接触过量放射线和服用某些药物(抗癌药、抗癫痫药、甲苯磺丁脲)。故对孕妇应加强保健工作,在妊娠早期积极预防风疹、流感等病毒性疾病和避免与有关的致病因素接触,对预防先天性心脏病有重要意义。

二、分类

根据左、右心腔或大动脉之间有无异常通路及血液分流的方向,可将先天性心脏病分为三大类。

(一)左向右分流型(潜在青紫型)

在左、右心或大动脉之间有异常通路,正常情况下由于体循环(左)压力高于肺循环(右),所以血液是从左向右分流,一般不出现青紫。当屏气、剧烈哭闹或任何病理情况致肺动脉和右心压力增高并超过左心压力时,则可使氧含量低的血液自右向左分流而出现青紫,故此型又称潜在青紫型。常见的有室间隔缺损、房间隔缺损和动脉导管未闭等。

(二)右向左分流型(青紫型)

在左、右心或大动脉之间有异常通路,由于畸形的存在,右心压力增高并超过左心,使血液从右向左分流或大动脉起源异常时,大量氧含量低的静脉血流入体循环,出现青紫,常见的有法洛四联症、大动脉错位等。

(三)无分流型(无青紫型)

在左、右心或大动脉之间无异常通路或分流,亦无青紫,如主动脉缩窄、肺动脉狭窄等。

三、诊断方法

先天性心脏病的诊断,主要依靠病史、体检和实验室检查三部分,首先仔细的病史询问和体格检查,可以对先天性心脏病做出大致判断,再进一步通过影像学检查明确其类型及具体解剖畸形。

(一)病史

1.母孕史

询问母亲妊娠最初 3 个月内有无感冒等病毒感染史,是否接触放射线或服用过影响胎儿发育的药物。

2.常见症状

重型患儿可出现吸奶有间歇、喂养困难、气促、多汗、易呕吐,反复呼吸道感染。有青紫者多发育迟缓,可出现蹲踞现象等。

3.发病年龄

一般在 3 岁以内发现心脏杂音以先天性心脏病的可能性为大。活动或哭闹后出现短暂青紫或持续性青紫,反复出现心力衰竭,均为先天性心脏病的重要症状。

(二)体格检查

1.一般表现

轻型先天性心脏病患儿外观多正常,重型先天性心脏病患儿生长发育较同龄儿落后。有青紫者体格瘦小,智力发育也可能受影响。患儿呼吸多急促,可有杵状指(趾),一般在青紫出现后 1～2 年逐渐形成,眼结膜多充血。同时注意身体其他部位有无伴同的先天性畸形存在,如唇裂、腭裂等。注意颈动脉搏动,肝颈静脉回流征,肝脾大小、质地及有无触痛,下肢有无水肿等心力衰竭的表现。

2.心脏检查

注意有无心前区隆起、心尖冲动的位置、强弱及范围,有无细震颤,心界大小,心音强弱及各瓣膜区有无杂音及杂音的位置、性质、时期、响度及传导方向,对鉴别先天性心脏病的类型有重要意义。

3.周围血管征

比较四肢动脉搏动及血压,如股动脉搏动微弱或消失,下肢血压低于上肢,提示主动脉缩窄。脉压增宽,伴毛细血管搏动和股动脉枪击音,提示动脉导管未闭或主动脉瓣关闭不全等。

(三)辅助检查

1.血常规

血红细胞、血红蛋白和血细胞比容增高,而血氧饱和度降低,提示有青紫型先天性心脏病。

2.X线检查

可观察心脏的位置、形态、轮廓、搏动、房室有无增大及有无肺门"舞蹈"等情况。

3.心电图

心电图能反映心律失常,心脏位置,心房、心室有无肥厚,心肌病变及心脏传导系统的情况。

4.超声心动图

属无创伤性检查技术,能显示心脏内部解剖结构,心脏功能及部分血流动力学信息,如M型超声心动图、二维超声心动图、彩色多普勒超声及三维超声心动图。

5.心导管检查

心导管检查是一种有创伤的检查,是先天性心脏病进一步明确诊断和决定手术前的一项重要检查方法之一。可了解心脏及大血管不同部位的氧含量和压力变化,明确有无分流及分流的部位。如导管进入异常通道则更有诊断价值。近年来心导管进一步被用于临床治疗,主要用于非青紫型先心病的介入治疗。

6.心血管造影

通过心导管检查仍不能明确诊断而又需考虑手术治疗的患儿,可做选择性心血管造影。

7.其他

放射性核素心血管造影、磁共振成像、电子束CT及多层螺旋CT等,以其无创伤性和某些独特的功能也越来越多的应用于先心病的检查。

四、几种临床常见的先天性心脏病

(一)室间隔缺损

室间隔缺损(VSD)是最常见的先天性心脏病,在我国约占小儿先天性心脏病的一半。它可单独存在,也可与其他心脏畸形同时存在。室间隔缺损分型根据缺损位置的不同,可分为以下3种类型。①干下型缺损:位于室上嵴上方,肺动脉瓣或主动脉瓣下。②室间隔膜部缺损:位于室上嵴下方或位于三尖瓣的后方。③室间隔肌部缺损:位于室间隔肌部。

1.血流动力学改变

在左、右心室间隔处有一异常通路,一般情况下左心室压力高于右心室,血液分流方向是自左向右,所以无青紫。分流致使肺循环血量增多和体循环血量减少,回左心血量增多,使左心房和左心室的负荷加重,出现左心房、左心室增大。随着病情的发展或分流量大时,可产生肺动脉高压,右心室亦增大。当肺动脉高压显著,左向右分流逆转为双向分流或右向左分流,临床出现青紫(持续性),即称艾森曼格(Eisenmenger)综合征(图3-1)。

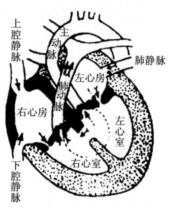

图3-1　室间隔缺损血液循环示意

2.临床表现

(1)症状:小型缺损,缺损<5 mm亦称罗杰(Roger)病,可无明显症状,生长发育不受影响。多于常规体检时发现。中型缺损(缺损为5～15 mm)和大型缺损(缺损>15 mm)时,左向右分流多,表现为:①体循环缺血。影响生长发育,喂养困难、消瘦、乏力、活动后气短。②肺循环充血:易反复出现肺部感染和充血性心力衰竭。③潜在青紫:一般情况下无青紫,当屏气和剧哭等因素使肺循环阻力增高,出现右向左分流时,可暂时出现青紫。有时因扩大的左心房或扩张的肺动脉压迫喉返神经时可出现声音嘶哑。

(2)体征:体检心界扩大,胸骨左缘第3～4肋间可闻及Ⅲ级以上粗糙的全收缩期杂音,向四周广泛传导,并可触及收缩期震颤。伴有肺动脉高压者,出现右向左分流时,患儿出现青紫,除杂音外,还有肺动脉区第二心音亢进。

(3)并发症:支气管肺炎、充血性心力衰竭、肺水肿和感染性心内膜炎。

3.辅助检查

(1)X线检查:小型缺损者,心肺无明显改变,或仅有轻度左心室增大或肺充血;中、大型缺损者心影增大,左、右心室增大,以左心室增大为主,左心房也常增大;大型缺损可出现右心室增大、肺动脉段突出、主动脉影缩小。肺野充血,肺门血管影增粗,透视下可见血管搏动增强,出现肺门"舞蹈"。

(2)心电图:小型缺损者正常或有轻度左心室肥大;中、大型缺损者左心室肥大或伴有右心室肥厚。严重合并心力衰竭者可有心肌劳损的图形。

(3)超声心动图:M 型超声心动图可见左心室、左心房和右心室内径增宽,主动脉内径缩小。二维超声心动图可显示室间隔回声中断,并可提示缺损的位置和大小。多普勒彩超可直接见到分流的位置、方向和分流量的大小,还能确诊是否为多个缺损。

(4)右心导管检查:右心室血氧含量明显高于右心房,右心室和肺动脉压力升高。有时心导管可通过缺损进入左心室。

4.治疗

中、小型缺损可在门诊随访,有临床症状如反复呼吸道感染和充血性心力衰竭时进行抗感染、强心、利尿、扩管等内科治疗。大、中型缺损可行体外循环下直视术修补,目前随着介入医学的发展,应用介入疗法越来越多。

(二)房间隔缺损

房间隔缺损(ASD)占先天性心脏病发病总数的 5%～10%,女性较多见。房间隔缺损根据解剖病变分以下 3 型。①第一孔(原发孔)未闭型:占 15%。②第二孔(继发孔)未闭型:占 75%。③静脉窦型:占 5%,分上腔型、下腔型。④冠状静脉窦型:占 2%。

1.血流动力学改变

在左、右心房间隔处有一异常通路,一般情况下左心房压力高于右心房压力,分流自左向右,分流量的大小取决于缺损大小。分流造成右心房和右心室负荷过重而产生右心房和右心室增大、肺循环血量增多和体循环血量减少。分流量大时可产生肺循环压力升高,晚期可导致肺小动脉肌层及内膜增厚,管腔狭窄,成年后出现艾森曼格综合征。当右心房压力高于左心房压力时,则可产生右向左分流,出现青紫(暂时性、持续性)(图 3-2)。

2.临床表现

(1)症状。缺损小者可无症状,缺损大者表现:①体循环缺血,生长发育迟缓、气促、乏力、体格瘦小和活动后心悸气促。②肺循环充血,易患呼吸道感染。③潜在青紫,当剧哭、肺炎或心力衰竭时右心房压力超过左心房压力,出现暂时性右向左分流而出现青紫。

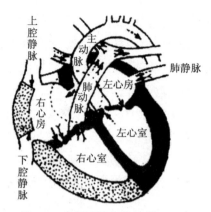

图 3-2　房间隔缺损血液循环示意

（2）体征体检：可见心前区隆起、心尖冲动弥散、心界扩大。由于右心室增大，大量的血液通过正常肺动脉瓣时（形成相对狭窄），在胸骨左缘第 2～3 肋间可闻及Ⅱ～Ⅲ级收缩期喷射性杂音。肺动脉瓣区第二心音亢进并伴有固定分裂。当肺循环血流量超过体循环 1 倍以上时，在胸骨左下第 4～5 肋间隙处可出现三尖瓣相对狭窄的舒张中期杂音。

（3）并发症：支气管肺炎、充血性心力衰竭、肺水肿和感染性心内膜炎。

3.辅助检查

（1）X 线检查：心脏外形呈轻、中度扩大，以右心房、右心室增大为主，肺动脉段突出，主动脉影缩小；肺野充血，肺门血管影增粗，透视下可见搏动增强，出现肺门"舞蹈"。

（2）心电图：典型心电图表现为电轴右偏和不完全性右束支传导阻滞，部分病例尚有右心房和右心室肥大。原发孔型房间隔缺损型常见电轴左偏及左心室肥大。

（3）超声心动图：M 型超声心动图显示右心房、右心室内径增宽及室间隔的矛盾运动。二维超声心动图可见房间隔回声中断，并可显示缺损的位置和大小。多普勒彩超可观察到分流的位置、方向和分流量的大小。

（4）心导管检查：可发现右心房血氧含量高于上、下腔静脉平均血氧含量；心导管可由右心房通过缺损进入左心房。合并肺静脉异位引流者应探查异位引流的肺静脉。

4.治疗

缺损＜3 mm 的可在 3 个月内自然闭合，缺损＞8 mm 的需手术治疗，一般于 3～5 岁时行体外循环下心脏直视术，反复呼吸道感染、心力衰竭或肺动脉高压者应尽早手术。也可通过介入性心导管术关闭缺损。

(三)动脉导管未闭

动脉导管未闭(PDA)占先天性心脏病总数的15%～20%,女性较多见。根据导管的大小、长短和形态不同,可分为3型:①管型;②漏斗型;③窗型。

1.血流动力学改变

正常情况下,主动脉压力大于肺动脉压力,血液自主动脉经动脉导管向肺动脉分流,使体循环缺血、肺循环充血,回流到左心房和左心室的血量增加,出现左心房和左心室增大,肺动脉高压,当肺动脉压力超过主动脉时,即产生右向左分流(图3-3)。

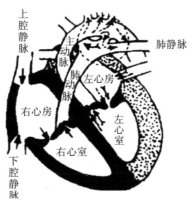

图3-3　动脉导管未闭血液循环示意

2.临床表现

(1)症状:导管细者,分流量小,临床可无症状,仅在体检时发现心脏杂音。导管粗大者,分流量大,表现为以下几种。①体循环缺血:心悸、气短、咳嗽、乏力、多汗、生长发育落后。②肺循环充血:易患呼吸道感染和心力衰竭等。③合并严重肺动脉高压时,当肺动脉压力超过主动脉时,即产生右向左分流,造成下半身青紫,称为差异性青紫。偶见扩大的肺动脉压迫喉返神经而引起声音嘶哑。

(2)体征:可见患儿多消瘦,心前区隆起,心尖冲动增强,胸骨左缘第2肋间可闻及粗糙响亮的连续性机器样杂音,占据整个收缩期和舒张期,向左锁骨下、颈部和背部传导,杂音最响部位可伴有震颤,肺动脉瓣区第二心音增强,但多被杂音掩盖而不易辨别。当有肺动脉高压或心力衰竭时,主动脉与肺动脉舒张期压力差很小,可仅有收缩期杂音。由于舒张压降低,脉压增大,可见周围血管征(＋)包括水冲脉、指甲毛细血管搏动征和股动脉枪击音等。

(3)并发症:支气管肺炎、充血性心力衰竭、肺水肿和感染性心内膜炎。

3.辅助检查

(1)X线检查:导管较细、分流量小者可无异常发现,导管粗、分流量大者有左心室和左心房增大,肺动脉段突出,肺野充血,肺门血管影增粗,透视下可见左心室和主动脉搏动增强,出现肺门"舞蹈"征。有肺动脉高压时,右心室亦增大,主动脉影往往有所增大,此特征与室间隔和房间隔不同。

(2)心电图:导管细的心电图正常。导管粗和分流量大的可有左心室肥大和左心房肥大,合并肺动脉高压时双室肥大,严重时以右心室肥大为主。

(3)超声心动图:M型超声心动图显示左心房、左心室和主动脉内径增宽。二维超声心动图可显示肺动脉与降主动脉之间有导管存在。多普勒彩超可直接见到分流的方向和大小。

(4)心导管检查:肺动脉血氧含量高于右心室。肺动脉和右心室的压力可正常或不同程度升高。部分患儿导管可通过未闭的动脉导管由肺动脉进入降主动脉。

(5)心血管造影:逆行主动脉造影可见主动脉、肺动脉和未闭的动脉导管同时显影。

4.治疗

为防止心内膜炎,有效治疗和控制心功能不全和肺动脉高压,根据不同年龄和缺损大小不同均采取手术或介入疗法关闭动脉导管。早产儿动脉导管未闭可试用吲哚美辛促进关闭,口服剂量每次 $0.1 \sim 0.2$ mg/kg,如未关闭可每隔 $8 \sim 12$ 小时重复给药 $1 \sim 2$ 次,总剂量不超过 0.6 mg/kg,也可用静脉给药。

(四)法洛四联症

法洛四联症(TOF)是存活婴儿中最常见的青紫型先天性心脏病,其发病率占先天性心脏病的10%~15%。1888年法国医师 Etienne Fallot 详细描述了该病的病理改变及临床表现,故而得名。法洛四联症由4种畸形组成:①肺动脉狭窄,以漏斗部狭窄多见;②室间隔缺损;③主动脉骑跨:主动脉骑跨于室间隔之上;④右心室肥厚:为肺动脉狭窄后右心室负荷加重的结果。以上4种畸形中,肺动脉狭窄最重要。

1.血流动力学改变

由于肺动脉狭窄,血液进入肺循环受阻,右心室压力增高,引起右心室代偿性肥厚。狭窄严重时,右心室压力大于左心室,则出现右向左分流,由于主动脉骑跨于两心室之上,主动脉除接受左心室的血液外,还直接接受一部分来自右心室的静脉血,因而出现青紫。另外由于肺动脉狭窄,肺循环缺血,进行气体交换的血流量减少,更加重了缺氧和青紫的程度。在动脉导管关闭前肺循环量减少程度较轻可减轻肺循环缺血的程度,随着动脉导管的关闭和漏斗部狭窄的逐渐加重,青紫日益明显(图 3-4)。

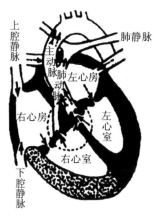

图 3-4　法洛四联症血液循环示意

2.临床表现

(1)症状。①青紫:是法洛四联症的主要表现,其出现的早晚、轻重与肺动脉狭窄的程度有关。1/3 患儿出生即有青紫,1/3 在 1 岁内出现青紫,另 1/3 在1 岁后出现青紫。青紫为全身性,以口唇、甲床、耳垂、鼻尖等毛细血管丰富的浅表部位最明显。由于血氧含量下降,稍一活动,如吃奶、哭闹、活动等,即可出现气急和青紫加重。②蹲踞症状:是法洛四联症的突出特点。患儿因动脉氧合不足,活动耐力下降,稍一活动即感心慌、气短、胸闷、呼吸困难,而每于行走或活动时,便主动下蹲休息片刻。由于蹲踞时下肢弯曲,使静脉受压,回心血量减少,减轻了心脏负担;同时下肢动脉受压,使体循环阻力增加,减少左向右分流,暂时缓解缺氧症状,是一种被迫的保护性体位。③阵发性缺氧发作是法洛四联症的重要表现之一。多见于婴儿期,多由吃奶、哭闹、排便、感染、寒冷及创伤等诱发,表现为阵发性呼吸困难,严重者可突发昏厥、抽搐甚至死亡。其原因是肺动脉漏斗部狭窄的基础上,突然发生该处肌部痉挛,引起一时性肺动脉梗阻,使脑缺氧加重所致。发生率为 20%～25%,2 岁后有自然改善倾向。④并发症脑血栓、脑脓肿及感染性心内膜炎。

(2)体征:患儿体格发育落后,心前区可隆起,心尖冲动有抬举感,胸骨左缘第 2～4 肋间听到Ⅱ～Ⅲ级喷射性收缩期杂音,向心尖和锁骨下传导,可伴有震颤,为肺动脉狭窄所致。肺动脉第二心音减弱或消失,主动脉第二心音增强。由于患儿长期缺氧,致使指、趾端毛细血管扩张增生,局部软组织和骨组织也增生肥大,形成杵状指(趾)。

3.辅助检查

(1)血常规:外周血红细胞增多,红细胞可达(5.0～8.0)×10^{12}/L,血红蛋白170～200 g/L,血细胞比容增高为 53～80 vol%,血小板降低,凝血酶原时间延长。

(2)X线检查:心脏大小正常或稍增大。典型者心影呈靴形,系由右心室肥大使心尖圆钝上翘和肺动脉狭窄使肺门血管影缩小,肺动脉段凹陷所致。肺纹理减少,肺野清晰。

(3)心电图:心电轴右偏,右心室肥大,严重者也可右心房肥大。

(4)超声心动图:M 型超声心动图显示右心室内径增宽,流出道狭窄,左心室内径缩小。二维超声心动图可显示主动脉增宽,骑跨于室间隔上。多普勒彩超可见右心室血液直接注入骑跨的主动脉内。

(5)心导管检查:导管较易从右心室进入主动脉,有时能从右心室进入左心室。心导管从肺动脉向右心室退出时,可记录到肺动脉和右心室之间的压力差,根据压力曲线还可判断肺动脉狭窄的类型。主动脉血氧饱和度降低,证明由右向左的分流存在。

(6)心血管造影:造影剂注入右心室,可见主动脉和肺动脉几乎同时显影。主动脉影增粗且位置偏前、稍偏右。此外,尚可显示肺动脉狭窄的部位、程度和肺血管的情况。

4.治疗

(1)一般护理:平时多饮水,预防感染,及时补充液体,防止并发症。

(2)缺氧发作的治疗:发作轻者使患儿采取胸膝位可以缓解,重者立即吸氧,给予普萘洛尔每次0.1 mg/kg,必要时皮下注射吗啡每次 0.1～0.2 mg/kg。纠正酸中毒可给予5%的碳酸氢钠1.5～5.0 mL/kg静脉注射。经常缺氧者可口服普萘洛尔 1～3 mg/(kg·d)。

(3)外科手术:轻者可于 5～9 岁行根治术,稍重患儿应尽早行根治术。

第三节 原发性心肌病

原发性心肌病分为扩张(充血)型心肌病、肥厚型心肌病和限制型心肌病。

扩张型以心肌细胞肥大、纤维化为主,心脏和心腔扩大,心肌收缩无力。肥厚型以心肌肥厚为主,心室腔变小,舒张期容量减少。若以心室壁肥厚为主,为非梗阻性肥厚型心肌病;以室间隔肥厚为主,左心室流出道梗阻,为梗阻性肥厚型心肌病。限制型以心内膜及心内膜下心肌增厚、纤维化,心室以舒张障碍为主,此型小儿少见。中医认为本病因心气、心阴不足,心麻瘀阻,心肾阳虚而致病,可归属于"心悸""怔忡""心痹""喘咳"等范畴。

一、诊断要点

(一)扩张(充血)型心肌病

1.临床表现

多见于学龄前及学龄儿童,部分病例可能是病毒性心肌炎发展而来。缓慢起病,早期活动时感乏力,头晕,进而出现呼吸困难、咳嗽、心慌、胸闷、水肿、肝大等心力衰竭症状。心动过速,心律失常,心尖部第一心音减弱,有奔马律,脉压低。易出现脑、肺及肾栓塞。

2.X线

心影增大如球形,心搏减弱,肺淤血。

3.心电图

左心室肥大最多,ST段、T波改变,可有室性期前收缩、房室传导阻滞等。

4.超声心动图

心腔普遍扩大,左心室为著。左心室壁运动幅度减低。

(二)肥厚型心肌病

1.临床表现

可有家族史,缓慢起病,非梗阻型症状较少,以活动后气喘为主。梗阻型则有气促、乏力、头晕、心绞痛或昏厥,可致猝死。心脏向左扩大,胸骨左缘 2～4 肋间有收缩期杂音。

2.X线

心影稍大,以左心室增大为主。

3.心电图

左心室肥厚及 ST 段、T 波改变,I、aVL 及 V_5、V_6 导联可出现 Q 波(室间隔肥厚所致),室性期前收缩等心律失常。

4.超声心动图

心肌非对称性肥厚,向心腔突出;室间隔厚度与左心室后壁厚度的比值＞1.3 ：

1;左心室流出道狭窄,左心室内径变小;收缩期二尖瓣前叶贴近增厚的室间隔。

(三)限制型心肌病

1.临床表现

缓慢起病,活动后气促。以右心室病变为主者,出现类似缩窄性心包炎表现,如肝大、腹水、颈静脉怒张及水肿;以左心室病变为主者,有咳嗽、咯血、端坐呼吸等。

2.X 线

心影扩大,肺淤血。

3.心电图

P 波高尖,心房肥大,房性期前收缩,心房纤颤,ST-T 改变,P-R 间期延长及低电压。

4.超声心动图

超声心动图示左右心房扩大;心室腔正常或略变小;室间隔与左心室后壁有向心性增厚;心内膜回声增粗;左心室舒张功能异常。

二、鉴别诊断

(1)扩张(充血)型心肌病应与风湿性心脏病、先天性心脏病、心包积液相鉴别。风心病有风湿热及瓣膜性杂音;先心病常较早出现症状,心脏杂音大多较响;心包积液在超声心动图检查时可见积液。

(2)肥厚型心肌病应与主动脉瓣狭窄相鉴别。主动脉瓣狭窄有主动脉瓣区收缩期喷射性杂音,第二心音减弱,X 线升主动脉可见主动脉瓣狭窄后扩张,超声心动图检查示主动脉瓣开口小。

(3)限制型心肌病应与缩窄性心包炎相鉴别。缩窄性心包炎有急性心包炎病史,X 线心包膜钙化,超声心动图示心包膜增厚。

三、治疗

(1)有感染时应积极控制感染。

(2)心律失常治疗参见"心律失常"相关内容。

(3)促进心肌能量代谢药如三磷酸腺苷、辅酶 A、细胞色素 C、辅酶 Q_{10}、维生素 C、极化液(10%葡萄糖注射液 250 mL、胰岛素 6 U、10%氯化钾 5 mL),有辅助治疗作用。

(4)心力衰竭时按心力衰竭处理,但洋地黄类药剂量宜偏小(用一般量的 1/2～2/3),并宜长期服用维持量。

（5）对发病时间较短的早期患儿，或并发心源性休克、严重心律失常或严重心力衰竭者，可用泼尼松开始量 2 mg/(kg·d)，分 3 次口服，维持 1～2 周逐渐减量，至 8 周左右减量至 0.3 mg/(kg·d)，并维持此量至 16～20 周，然后逐渐减量至停药，疗程半年以上。

（6）梗阻性肥厚型心肌病，可用 β 受体阻滞剂降低心肌收缩力，以减轻流出道梗阻，并有抗心律失常作用，可选用普萘洛尔 3～4 mg/(kg·d)，分 3 次口服，根据症状及心律调节剂量，可增加到每天 120 mg，分 3 次服。一旦确诊，调节适当剂量后，应长期服用。因洋地黄类药及异丙肾上腺素等可加重流出道梗阻，应避免使用，利尿药和血管扩张药物均不宜用。流出道梗阻严重的可行手术治疗或心脏移植。

第四节　病毒性心肌炎

病毒性心肌炎是病毒侵犯心脏所致的、以心肌炎性病变为主要表现的疾病，有的可伴有心包或心内膜炎症改变。本病临床表现轻重不一，预后大多良好，但少数可发生心力衰竭、心源性休克，甚至猝死。

一、病因与发病机制

近年来经动物实验及临床观察证明，可引起心肌炎的病毒有柯萨奇病毒（B 组和 A 组）、埃可病毒、脊髓灰质炎病毒、腺病毒、传染性肝炎病毒、流感和副流感病毒、麻疹病毒、单纯疱疹病毒及流行性腮腺炎病毒等，其中以柯萨奇病毒B 组（1～6 型）最常见。

本病的发病机制尚不完全清楚。一般认为在疾病早期，病毒及其毒素可经由血液循环直接侵犯心肌细胞产生病理变化。临床上可从心肌炎患者的鼻咽冲洗物或粪便中分离出病毒，并在恢复期血清中检测到相应病毒的中和抗体有4 倍以上的升高，更重要的是从心肌炎死亡病例的心肌组织中直接分离出病毒，并可应用荧光抗体染色技术在心肌组织上找到特异性病毒抗原。这些均有力地支持病毒直接侵犯心脏的学说。另外，临床上在病毒感染后，往往经过一段潜伏期才出现心脏受累的征象，符合变态反应性疾病的规律；患者血中可测到抗心肌抗体的增加。部分患者表现为慢性心肌炎，符合自身免疫反应；这类病例的尸解中常可在心肌肉发现免疫球蛋白(IgG)及补体的沉淀等。以上现象说明本病的发病机制有变态反应或自身免疫反应参与。

二、病理

病变分布可为局灶性、散在或弥漫性,性质多以心肌间质组织和附近血管周围单核细胞、淋巴细胞及中性粒细胞浸润为主,少数为心肌变性,包括肿胀、断裂、溶解及坏死等变化。慢性病例多有心脏扩大、心肌间质炎症浸润及心肌纤维化形成的瘢痕组织,心包可有浆液渗出,个别发生粘连。病变可波及传导系统,甚至导致终生心律失常。

三、临床表现

患者多有轻重不等的前驱症状,主要为发热、周身不适、咽痛、肌痛、腹泻及皮疹等,某些病毒感染疾病,如麻疹、流行性腮腺炎等,则可有其特异性征象。

轻型患儿一般无明显症状,心电图可见期前收缩或 T 波降低等改变。心肌受累明显时,患儿常诉心前区不适、胸闷、心悸、头晕及乏力等,心脏有轻度扩大,伴心动过速、心音低钝及奔马律等。心电图多表现为频发期前收缩、阵发性心动过速或 Ⅱ 度以上房室传导阻滞,可导致心力衰竭及昏厥等。重症患者可突然发生心源性休克,表现为烦躁不安、面色苍白、四肢湿冷及末梢发绀等,可在数小时或数天内死亡。如反复发作心力衰竭,则心脏明显扩大,可并发严重心律失常或栓塞等,预后很差。

体征主要为心尖区第一音低钝,部分有奔马律,一般无明显器质性杂音,伴心包炎者可听到心包摩擦音,心界明显扩大。危重病例可能脉搏微弱及血压下降,两肺出现啰音及肝、脾大提示循环衰竭。

四、辅助检查

(一)心电图检查

多数表现为 ST 段偏移和 T 波低平、双向或倒置,可有 QRS 波群低电压。Q-T 间期延长多发生在重症病例。窦房、房室或室内传导阻滞颇为常见,其中以一度房室传导阻滞最多见。各种期前收缩中以室性期前收缩最常见,部分呈多源性;可有阵发性心动过速、心房扑动或颤动,甚至心室颤动。

以上改变虽非特异性,但极为常见,因而成为临床诊断的重要依据。

(二)X 线检查

一般轻型病例心影属正常范围,伴心力衰竭或反复迁延不愈者心脏均有较明显的扩大,合并大量心包积液时则心影显著增大。心脏搏动大多减弱,可伴有肺淤血或肺水肿,有时可见少量胸腔积液。

(三)实验室检查

1.一般化验

急性期白细胞总数多增高,以中性粒细胞为主,部分病例血沉轻度增快。

2.血清酶的测定

血清谷草转氨酶(SGOT)和血清门冬氨酸氨基转移酶(AST)在急性期大多增高,但恢复较快。血清肌酸激酶(CK)在早期多有增高,其中以来自心肌的同工酶(CK-MB)为主,且较敏感。血清乳酸脱氢酶(SLDH)特异性较差,但其同工酶在心肌炎早期也多增高。

3.病毒学诊断

疾病早期可从咽拭子、咽冲洗液、粪便、血液、心包液中分离出病毒,但需结合血清抗体测定才更有意义。一般采用病毒中和试验、补体结合试验及血凝抑制试验,如恢复期血清抗体滴度比急性期有 4 倍以上增高,则有助于病原诊断。此外,尚可应用免疫荧光技术及免疫电子显微镜检查等方法证实心肌标本中确有某一型病毒存在。

五、诊断与鉴别诊断

病毒性心肌炎的主要临床诊断依据有下列几项。①急、慢性心功能不全或心脑综合征。②有奔马律或心包摩擦音。③心电图系心律失常或明显 ST-T 改变。④心脏扩大。⑤发病同时或1~3周前有上呼吸道感染、腹泻等病毒感染史。⑥有明显乏力、苍白、多汗、心悸、气短、胸闷、头晕、心前区痛、手足凉、肌痛等症状中的至少两种,婴儿可有拒食、发绀、四肢凉、双眼凝视等,新生儿可结合母亲流行病学史做出诊断。⑦心尖区第一心音明显低钝或安静时心动过速。⑧病程早期血清肌酸磷酸激酶、谷草转氨酶或乳酸脱氢酶增高。以上各项中尤以前 4 项诊断意义较大。至于病原体诊断,由于标本取材不易,操作较复杂且需时较长,故多数不能及时做出结论。

临床上需与风湿性心肌炎、先天性心脏病及心内膜弹力纤维增生症等疾病相鉴别。

六、治疗

本病目前尚无特效治疗,可结合具体情况适当选择下列治疗措施。

(一)休息

在急性期至少应休息到热退后 3～4 周。有心功能不全及心脏扩大者应强调绝对卧床休息,以减轻心脏负担。一般总的休息时间不少于 3 个月,随后根据具体情况逐渐增加活动量。

(二)激素

可提高心肌糖原含量,促进心肌中酶的活力,改善心肌功能,同时可减轻心肌的炎性反应,并有抗休克作用。一般用于较重的急性病例,病程早期及轻症病例多不主张应用。常用泼尼松(泼尼松)剂量为每天 1～1.5 mg/kg,用 3～4 周,症状缓解后逐渐减量停药,对急症抢救病例可应用地塞米松每天 0.2～0.4 mg/kg 或氢化可的松每天 15～20 mg/kg 静脉滴注。

(三)控制心力衰竭

常用地高辛或毛花苷 C 等。由于心肌炎患儿对洋地黄制剂较敏感,容易中毒,故剂量应偏小,一般用有效剂量的 1/2～2/3 即可。重症加用利尿剂,但需警惕电解质紊乱而引起心律失常。烦躁不安者宜给予苯巴比妥、地西泮等镇静剂。

(四)大剂量维生素 C 及能量合剂

维生素 C 可能增加冠状动脉血流量,改善心肌代谢,有助于心肌损害的恢复。一般应用 3～5 g/d,以葡萄糖液稀释成 10%～25% 溶液静脉注射,每 2～3 周为 1 个疗程。

能量合剂有加强心肌营养、改善心肌功能的作用,常用三磷酸腺苷 20 mg、辅酶 A 50 U、胰岛素 4～6 U、10% 氯化钾 8 mL 溶于 10% 葡萄糖液 250 mL 中,静脉滴注,每天或隔天 1 次。

(五)抢救心源性休克

加速静脉滴注大剂量肾上腺皮质激素或静脉推注大剂量维生素 C 常可获得积极效果。及时应用调节血管紧张度药物,如多巴胺、异丙肾上腺素及间羟胺等加强心肌收缩力,维持血压及改善微循环。

近年来应用血管扩张剂硝普钠取得良好疗效,常用剂量为 5～10 mg 溶于 100 mL 5% 葡萄糖溶液中,开始按每分钟 0.2 μg/kg 的速度滴注,以后每隔 5 分钟增加 0.1 μg/kg,直到获得疗效或血压降低。最大剂量不超过每分钟 5 μg/kg。不良反应有疲乏、出汗、恶心、头痛、肌痉挛等,停药后即消失。也可应用酚妥拉明,剂量为每分钟 1~20 μg/kg,主要扩张小动脉,可增强心肌收缩力。

第五节 感染性心内膜炎

一、病因及发病机制

(一)病因

1.心脏的原发病变

感染性心内膜炎患儿中绝大多数均有原发性心脏病,其中以先天性心脏病最为多见。室间隔缺损最易罹患心内膜炎,其他依次为法洛四联症、主动脉瓣狭窄、主动脉瓣二叶畸形,动脉导管未闭、肺动脉瓣狭窄等。后天性心脏病中,风湿性瓣膜病占 14%,通常为主动脉瓣及二尖瓣关闭不全。二尖瓣脱垂综合征也可并发感染性心内膜炎。发生心内膜炎的心脏病变常因心室或血管内有较大的压力阶差,产生高速的血液激流,而经常冲击心膜面使之遭受损伤所致。心内膜下胶原组织暴露,血小板及纤维蛋白在此凝聚、沉积,形成无菌性赘生物。当菌血症时,细菌在上述部位黏附、定居并繁殖,形成有菌赘物,受累部位多在压力低的一例,如室间隔缺损感染性赘生物在缺损的右缘,三尖瓣的隔叶与肺动脉瓣、动脉导管未闭在肺动脉侧,主动脉关闭不全在左心室等。约 8%患儿无原发性心脏病变,通常由于毒力较强的细菌或真菌感染引起,如金黄色葡萄球菌、铜绿假单胞菌等,见于 2 岁以下婴儿及长期应用免疫抑制剂者。

2.病原体

过去以草绿色(即溶血性)链球菌最多见,占半数以上。近年来,葡萄球菌有增多趋势;其次为肠球菌、肺炎链球菌、β-溶血性链球菌,还有大肠埃希菌、铜绿假单胞菌及嗜血杆菌。真菌性心内膜炎的病原体以念珠菌属、曲霉属及组织胞浆菌属较多见。人工瓣膜及静脉注射麻醉剂的药瘾者,以金黄色葡萄球菌、铜绿假单胞菌及念珠菌属感染多见。

3.致病因素

在约 1/3 患儿的病史中可追查到致病因素,主要为纠治牙病及扁桃体摘除术。口腔及上呼吸道手术后发生的心内膜炎多为草绿色链球菌感染;脓皮病、导管检查及心脏手术之后的心内膜炎,常为金黄色或白色葡萄球菌感染;而肠道手术后的心内膜炎,则多为肠球菌或大肠埃希菌感染。

(二)发病机制

1.喷射和文丘里效应

机械和流体力学原理在发病机制中似乎很重要。实验证明,将细菌气溶胶通进文丘里管喷至气流中,可见高压源将感染性液体推向低压槽中,形成具有特征性的菌落分布。在喷出高压源小孔后的低压槽中总是出现最大的沉淀环。这一模型有助于解释发生在不同心瓣膜和室间隔病损分布,也可解释二尖瓣关闭不全发生感染性心内膜炎时瓣膜心房面邻近部位的特征性改变。当血流从左心室通过关闭不全的二尖瓣膜时,可发生文丘里效应,即血流通过狭窄的瓣膜孔后,压强降低,射流两侧产生涡流,悬浮物沉积两侧,使心房壁受到损害。主动脉瓣关闭不全时赘生物易发生在主动脉小叶心室面或腱索处。小型室内隔缺损,损害常发生右心室面缺损处周围或与缺损相对的心室壁,后者为高速血流喷射冲击引起的损伤。其他如三尖瓣关闭不全、动静脉瘘、动脉导管未闭亦可根据文丘里效应预测其心内膜受损的部位。心脏先天性缺损血液分流量小或充血性心力衰竭时,因缺损两侧压力阶差不大,故不易发生心内膜炎,这可能就是为什么单纯性房间隔缺损罕见心内膜炎,而小型室间隔缺损较易发生的原因。

2.血小板-纤维素栓

喷射文丘里效应损伤心脏心内膜面。在此基础上发生血小板-纤维素栓,而形成无菌性赘生物。

3.菌血症和凝集抗体

正常人可发生一过性菌血症,多无临床意义。但当侵入细菌的侵袭力强,如有循环抗体凝集素可有大量细菌黏附于已有的血小板-纤维素血栓上定居、繁殖,即可发病。

4.免疫学因素

感染性心内膜炎的发病与免疫学因素有关。许多感染性心内膜患者血液中IgG、IgM、巨球蛋白、冷球蛋白升高,类风湿因子阳性。肾脏损害,动脉内膜炎均支持免疫发病机制。有人对该症的淤血、条纹状出血、皮下小结做镜检,发现血管周围有细胞浸润及其他血管炎的表现,认为可能为过敏性血管炎。

二、临床表现及辅助检查

(一)临床表现

1.病史

大多数患者有器质性心脏病,部分患者发病前有龋齿、扁桃体炎、静脉插管或心内手术史。

2.临床症状

可归纳为三方面:①全身感染症状;②心脏症状;③栓塞及血管症状。

(1)一般起病缓慢,开始时仅有不规则发热,患者逐渐感觉疲乏、食欲减退、体重减轻,关节痛及肤色苍白。病情进展较慢,数天或者数周后出现栓塞征象,瘀点见于皮肤与黏膜,指甲下偶尔见线状出血,或偶尔在指、趾的腹面皮下组织发生小动脉血栓,可摸到隆起的紫红色小结节,略有触痛,称欧氏小结。病程较长者则见杆状指、趾,故非青紫型先天性心脏病患儿出现杵状指、趾时,应考虑本病。

(2)心脏方面:若原有杂音的,其性质可因心瓣膜的赘生物而有所改变,变为较响较粗;原无杂音者此时可出现杂音,杂音特征为乐音性且易多变。约一半患儿由于心瓣膜病变、中毒性心肌炎、心肌脓肿等而导致充血性心力衰竭。

(3)其他症状:视栓塞累及的器官而异,一般为脾大、腹痛、便血、血尿等,脾大有时很显著,但肝的增大则不明显。并发于先天性心脏病时,容易发生肺栓塞,则有胸部剧痛、频咳与咯血,叩诊有实音或浊音,听诊时呼吸音减弱,须与肺炎鉴别。往往出现胸腔积液,可呈血色,并在短期内屡次发作上述肺部症状,约30%患者发生脑动脉栓塞,出现头痛、呕吐,甚至偏瘫、失语、抽搐及昏迷等。由脑栓塞引起的脑膜炎,脑脊液细菌培养往往阴性,糖及氯化物也可正常,与结核性或病毒性脑膜炎要仔细鉴别。神经症状的出现一般表示患者垂危。

(4)毒力较强的病原体如金黄色葡萄球菌感染,起病多急骤,有寒战、高热、盗汗及虚弱等全身症状,以脓毒败血症为主:肝、肾、脾、脑及深部组织可发生脓疡,或并发肺炎、心包炎、脑膜炎、腹膜炎及骨髓炎等,累及心瓣膜时可出现新杂音、心脏扩大及充血性心力衰竭,栓塞现象较多见。病情进展急剧时,可在数天或数周危及生命。如早期抢救,可在数周内恢复健康。心瓣膜损伤严重者,恢复后可遗留慢性心脏瓣膜病。

(二)辅助检查

1.一般血液检查

常见的血常规表现为进行性贫血与白细胞计数增多,中性粒细胞计数升高。

血沉增快,C-反应蛋白阳性。血清球蛋白常常增多,甚至清蛋白、球蛋白比例倒置,免疫球蛋白升高,循环免疫复合物及类风湿因子阳性。

2.血培养

血液培养是确诊的关键,对疑诊者不应急于用药,宜于早期重复地做血培养,并保留标本至2周之久,从而提高培养的阳性率,并做药敏试验。有人认为,在体温上升前1～2小时,10～15分钟采血1次,连续6次,1～2天内多次血培养的阳性率较分散于数天做血培养为高。血培养阳性率可达90％,如已用抗生素治疗,宜停用抗生素3天后采取血标本做培养。

3.超声心动图

能检出赘生物的额外回波,＞2 mm的赘生物可被检出。应用M型超声心动图仪或心脏超声切面实时显像可探查赘生物的大小及有关瓣膜的功能状态,后者显示更佳。超声检查为无害性方法,可重复检查,观察赘生物大小及瓣膜功能的动态变化,了解瓣膜损害程度,对决定是否做换瓣手术有参考价值。诊断依据以上临床表现,实验室检查栓塞现象和血培养阳性者即可确诊。

三、治疗

(一)抗生素

应争取及早应用大剂量抗生素治疗,不可因等待血培养结果而延期治疗,但在治疗之前必先做几次血培养,因培养出的病原菌及其药物敏感试验的结果,对选用抗生素及剂量有指导意义;抗生素选用杀菌力强,应两种抗生素联合使用,一般疗程为4～6周。对不同的病原菌感染应选用不同的抗生素,参考如下。

1.草绿色链球菌

首选青霉素G每千克体重每天20万～30万单位,最大量每天2 000万单位,分4次静脉滴注,1次/6小时,疗程4～6周。并加用庆大霉素4～6 mg/(kg·d),静脉滴注,1次/8小时,疗程2周。疗效不佳,可于5～7天后加大青霉素用量。对青霉素过敏者,可换用头孢菌素类或万古霉素。

2.金黄色葡萄球菌

对青霉素敏感者选用青霉素每天2 000万单位,加庆大霉素,用法同草绿色链球菌治疗,青霉素疗程6～8周。耐药者用新青霉素Ⅱ(苯唑西林)或新青霉素Ⅲ(萘夫西林)200～300 mg/(kg·d),分4次静脉滴注,1次/6小时,疗程6～8周,加用庆大霉素静脉滴注2周。或再加利福平口服15～30 mg/(kg·d),分2次,疗程6周。治疗不满意或对青霉素过敏者可用头孢菌素类,选用头孢菌素Ⅰ

（头孢噻吩）、头孢菌素V（头孢唑啉）或头孢菌素Ⅳ（头孢拉定）200 mg/（kg·d），分4次，每6小时静脉滴注，疗程6～9周，或用万古霉素40～60 mg/（kg·d），每天总量不超过2 g，1次/（8～12小时），分2～3次静脉滴注，疗程6～8周。表皮葡萄球菌感染治疗同金黄色葡萄球菌。

3.革兰氏阴性杆菌或大肠埃希菌

用氨苄西林300 mg/（kg·d）。分4次静脉滴注，1次/6小时，疗程4～6周；或用第2代头孢菌素类，选用头孢哌酮或头孢噻肟二嗪（头孢曲松）200 mg/（kg·d），分4次静脉滴注，1次/6小时；头孢曲松可分2次注射，疗程4～6周；并加用庆大霉素2周，铜绿假单胞菌感染也可加用羟苄西林200～400 mg/（kg·d），分4次静脉滴注。

4.肠球菌

用青霉素每天2 000万单位，或氨苄西林300 mg/（kg·d），分4次，1次/6小时静脉滴注，疗程6～8周，并加用庆大霉素。对青霉素过敏者，可换用万古霉素或头孢菌素类。

5.真菌

用两性霉素B，开始用量0.1～0.25 mg/（kg·d），以后每天逐渐增加1 mg/（kg·d），静脉滴注1次。可合用5-Fu 50～150 mg/（kg·d），分3～4次服用。

6.病菌不明或术后者

用新青霉素Ⅲ加氨苄西林及庆大霉素；或头孢曲松或头孢哌酮；或用万古霉素。

（二）其他治疗

其他治疗包括休息、营养丰富的饮食、铁剂等，必要时可输血。并发心力衰竭时，应用洋地黄、利尿剂等。并发于动脉导管未闭的感染性动脉内膜炎病例，经抗生素治疗仍难以控制者，手术矫正畸形后，继续抗生素治疗常可迅速控制并发动脉内膜炎。

在治疗过程中，发热先退，自觉症状好转，瘀斑消退，尿中红细胞消失较慢，约需1个月或更久；白细胞恢复也较慢，血沉恢复需1.5个月左右，终止治疗的依据为：体温、脉搏正常，自觉情况良好，体重增加，栓塞现象消失，血常规及血沉恢复正常等，如血培养屡得阴性，则更可靠。停止治疗后，应随访2年。以便对复发者及时治疗。

第四章

呼吸系统疾病

第一节　急性支气管炎

急性支气管炎为儿科常见病,常继发于上呼吸道感染之后,也为肺炎的早期表现。气管常同时受累,故诊断应为急性气管、支气管炎,是某些急性传染病如麻疹、百日咳、白喉等的常见并发症。

一、病因

病原体多为病毒、细菌,临床多见为细菌和病毒混合感染。凡能引起上呼吸道感染的病原体均可引起支气管炎。

二、临床表现

起病可急可缓。发病早期常有上呼吸道症状,最常见的症状是发热、咳嗽。体温多波动在 38.5 ℃左右,可持续 3~5 天。咳嗽初为干咳,以后随分泌物增多而出现咳痰,初期为白色黏痰,随着病情进展渐转成脓痰。婴幼儿晨起时或兴奋时咳嗽加剧,偶有百日咳样阵咳。全身症状表现为精神不振,食欲低下,呼吸急促、呕吐、腹泻等,年长儿全身症状较轻,但可诉有头痛、乏力、咽部不适、胸痛等。体征可有咽部充血,肺部听诊早期为呼吸音粗糙,随病情进展可闻及散在干啰音及粗湿啰音,但啰音的部位多不固定,随着咳嗽及体位改变啰音可减少或消失。

婴幼儿时期有一种特殊类型的支气管炎,称为哮喘性支气管炎,是指婴幼儿时期有哮喘表现的支气管炎。多发生在 2 岁以下,体质虚胖及有湿疹或过敏史的小儿。患儿除有急性支气管炎临床表现外,往往伴有哮喘症状及体征,如呼气性呼吸困难,三凹征阳性,口唇发绀,双肺可闻哮鸣音及少量湿性啰音,以哮鸣音为主,肺部叩诊呈鼓音。本病有反复发作倾向,每次发作症状、体征类同,但一般随年龄增长而发作减少,仅有少数至年长后发展为支气管哮喘。

三、辅助检查

胸片显示正常,或者肺纹理增强,肺门阴影增深。病毒感染者以周血白细胞总数正常或偏低,细菌感染或混合感染者以外周血白细胞总数及中性粒细胞均可增高。

四、诊断与鉴别诊断

根据临床症状与体征主要为发热、咳嗽及肺部不固定的粗干、湿啰音,诊断不难。婴幼儿急性支气管炎病情较重时与肺炎早期不易鉴别,应按肺炎处理。哮喘性支气管炎应与支气管哮喘鉴别,后者多见于年长儿,起病急骤,反复发作,用皮质激素等气雾剂可迅速缓解或用肾上腺素皮下注射有效。

五、治疗

(一)一般治疗

同上呼吸道感染,需经常改变体位,使呼吸道分泌物易于排出。

(二)控制感染

对考虑为细菌感染或混合感染者可使用抗生素,首选青霉素类抗生素,如青霉素、氨苄西林、阿莫西林。病原菌明确为百日咳杆菌或肺炎支原体、衣原体者选用大环内酯类,如红霉素、罗红霉素、阿奇霉素等。

(三)对症治疗

对频繁干咳者可给镇咳药,而呼吸道分泌物多者一般尽量不用镇咳剂或镇静剂,以免抑制咳嗽反射,影响黏痰咳出。常用止咳祛痰药有复方甘草合剂、急支糖浆、川贝枇杷露。对痰液黏稠者可行超产雾化吸入(含 α-糜蛋白酶、庆大霉素、利巴韦林、肾上腺皮质激素等),亦可用 10% 氯化铵,每次 0.1~0.2 mL/kg 口服。对哮喘性支气管炎,可口服氨茶碱,每次 2~4 mg/kg,每 6 小时 1 次,伴有烦躁不安者可与异丙嗪合用,每次 1 mg/kg,每 6 小时 1 次;哮喘严重者可口服泼尼松或用氢化可的松(或地塞米松)加入 10% 葡萄糖溶液中静脉滴注,疗程 1~3 天。

六、预防

与上呼吸道感染的预防相同。对反复发作者可用气管炎疫苗,在发作间歇期开始注射,每周 1 次,每次 0.1 mL。若无不良反应,以后每次递增 0.1 mL,至每次 0.5 mL 为最大量,10 次为 1 个疗程。效果显著者可再用几个疗程。

第二节 支气管扩张症

支气管扩张症是以感染及支气管阻塞为根本病因的慢性支气管病患,分为先天性与后天性两种。前者因支气管发育不良,后者常继发于麻疹、百日咳、毛细支气管炎、腺病毒肺炎、支气管哮喘、局部异物堵塞或肿块压迫。本病属于中医"肺络张"范畴,系痰热壅肺,瘀阻肺络所致。

一、诊断要点

(一)临床表现

慢性咳嗽,痰多,多见于清晨起床后或变换体位时,痰量或多或少,含稠厚脓液,臭位不重,痰液呈脓性,静置后可分层,反复咯血,时有发热。患儿发育差,发绀,消瘦,贫血。病久可有杵状指(趾)、胸廓畸形,最终可致肺源性心脏病。

(二)实验室检查

1.血常规

血红蛋白降低,急性感染时白细胞总数及中性粒细胞增高。可见核左移。

2.痰培养

可获致病菌,多为混合感染。

3.X 线胸部平片

早期见肺纹理增多,粗而紊乱。典型后期变化为两中下肺野蜂窝状阴影,常伴肺不张、心脏及纵隔移位。继发感染时可见支气管周围炎症改变,必要时可行肺部 CT 检查。

4.支气管造影

支气管造影示支气管呈柱状、梭状、囊状扩张,是确诊及决定是否手术与手术范围的重要手段,宜在感染控制后进行。

二、鉴别诊断

本病与慢性肺结核、慢性支气管炎、肺脓肿、先天性肺囊肿、肺隔离症、肺吸虫病等的鉴别主要在于X线表现不同。此外,痰液检查、结核菌素试验、肺吸虫抗原皮试等亦可帮助诊断。

三、治疗

(一)一般治疗

多晒太阳,呼吸新鲜空气,注意休息,加强营养。

(二)排除支气管分泌物

(1)顺位排痰法:每天进行 2 次,每次 20 分钟。

(2)痰稠者可服氯化铵,30~60 mg/(kg·d),分 3 次口服。

(3)雾化吸入:在雾化液中加入异丙肾上腺素有利痰液排出。

(三)控制感染

急性发作期选用有效抗生素,针对肺炎链球菌及流感嗜血杆菌有效的抗生素,如阿莫西林、磺胺二甲嘧啶、新的大环内酯类药物、第二代头孢菌素是合理的选择。疗程不定,至少 10 天。

(四)人免疫球蛋白

对于低丙种球蛋白血症的患儿,人免疫球蛋白替代治疗能够防止支气管扩张病变的进展。

(五)咯血的处理

一般可予止血药,如酚磺乙胺、卡巴克络等。大量咯血可用垂体后叶素 0.3 U/kg,溶于 10% 葡萄糖注射液内缓慢静脉滴注。

(六)手术治疗

切除病肺为根本疗法。手术指征为,病肺不超过一叶或一侧、反复咯血或反复感染用药物不易控制、体位引流不合作、小儿内科治疗 9 个月以上无效、患儿一般情况日趋恶化者。

第三节 支气管哮喘

支气管哮喘是一种以嗜酸性粒细胞、肥大细胞、T 细胞等多种炎性细胞参与的气道慢性炎症性疾病,患者气道具有对各种激发因子刺激的高反应性。临床以反复发作性喘息、呼吸困难、胸闷或咳嗽为特点。常在夜间和/或清晨发作或加剧,多数患者可自行缓解或治疗后缓解。

一、病因

(一)遗传因素

遗传过敏体质(特应质,atopy)对本病的形成关系很大,多数患儿有婴儿湿疹、过敏性鼻炎和/或食物(药物)过敏史。本病多数属于多基因遗传病,遗传度70%～80%,家族成员中气道的高反应性普遍存在,双亲均有遗传基因者哮喘患病率明显增高。国内报道约20%的哮喘患儿家族中有哮喘患者。

(二)环境因素

1.感染

最常见的是呼吸道感染。其中主要是病毒感染,如 RSV、腺病毒、副流感病毒等,此外支原体、衣原体及细菌感染都可引起。

2.吸入变应原

如灰尘、花粉、尘螨、烟雾、真菌、宠物、蟑螂等。

3.食入变应原

主要是摄入异类蛋白质如牛奶、鸡蛋、鱼、虾等。

4.气候变化

气温突然下降或气压降低,刺激呼吸道,可激发哮喘。

5.运动

运动性哮喘多见于学龄儿童,运动后突然发病,持续时间较短。病因尚未完全明了。

6.情绪因素

情绪过于激动,如大笑、大哭引起深吸气,过度吸入冷而干燥的空气可激发哮喘。另外情绪紧张时也可通过神经因素激发哮喘。

7.药物

如阿司匹林可诱发儿童哮喘。

二、发病机制

20 世纪 70 年代和 80 年代初的"痉挛学说",认为支气管平滑肌痉挛导致气道狭窄是引起哮喘的唯一原因,因而治疗的宗旨是解除支气管痉挛。20 世纪

80年代和90年代初的"炎症学说",认为哮喘发作的重要机制是炎性细胞浸润,炎性介质引起黏膜水肿,腺体分泌亢进,气道阻塞。因此,在治疗时除强调解除支气管平滑肌痉挛外,还要针对气道的变应性炎症,应用抗炎药物。这是对发病机制认识的一个重大进展。变应原进入机体可引发两种类型的哮喘反应。

(一)速发型哮喘反应(immediate asthmatic reaction,IAR)

进入机体的抗原与肥大细胞膜上的特异性IgE抗体结合,而后激活肥大细胞内的一系列酶促反应,释放多种介质,引起支气管平滑肌痉挛而发病。患儿接触抗原后10分钟内产生反应,10~30分钟达高峰,1~3小时变应原被机体清除,自行缓解,往往表现为突发突止。

(二)迟发型哮喘反应(late asthmatic reaction,LAR)

变应原进入机体后引起变应性炎症,嗜酸性粒细胞、中性粒细胞、巨噬细胞等浸润,炎性介质释放,一方面使支气管黏膜上皮细胞受损、脱落、神经末梢暴露;另一方面使肺部的微血管通透性增加、黏液分泌增加,阻塞气道,使呼吸道狭窄,导致哮喘发作。患儿在接触抗原后一般3小时发病,数小时达高峰。24小时后变应原才能被清除。

此外,无论轻患者或是急性发作的患者,其气道反应性均高,都可有炎症存在,而且这种炎症在急性发作期和无症状的缓解期均存在。

三、临床表现

起病可急可缓。婴幼儿常有1~2天的上呼吸道感染表现,年长儿起病较急。发作时患儿主要表现为严重的呼气性呼吸困难,严重时端坐呼吸,患儿焦躁不安,大汗淋漓,可出现发绀。肺部检查可有肺气肿的体征:两肺满布哮鸣音(有时不用听诊器即可听到),呼吸音减低。部分患儿可闻及不同程度的湿啰音,且多在发作好转时出现。

根据年龄及临床特点分为婴幼儿哮喘、儿童哮喘和咳嗽变异性哮喘。

哮喘持续发作超过24小时,经合理使用拟交感神经药物和茶碱类药物,呼吸困难不能缓解者,称之为哮喘持续状态。但需要指出,小儿的哮喘持续状态不应过分强调时间的限制,而应以临床症状持续严重为主要依据。

四、辅助检查

(一)血常规

白细胞大多正常,若合并细菌感染可增高,嗜酸性粒细胞增高。

(二)血气分析

一般为轻度低氧血症,严重患者伴有二氧化碳潴留。

(三)肺功能检查

呼气峰流速(peak expiratory,PEF)减低,指肺在最大充满状态下,用力呼气时所产生的最大流速;1秒钟最大呼气量降低。

(四)变应原测定

可作为发作诱因的参考。

(五)X线检查

在发作期间可见肺气肿及肺纹理增重。

五、诊断

支气管哮喘可通过详细询问病史做出诊断。不同类型的哮喘诊断条件如下。

(一)婴幼儿哮喘

(1)年龄<3岁,喘憋发作不低于3次。

(2)发作时双肺闻及以呼气相为主的哮鸣音,呼气相延长。

(3)具有特异性体质,如湿疹、过敏性鼻炎等。

(4)父母有哮喘病等过敏史。

(5)除外其他疾病引起的哮喘。

符合第(1)、(2)、(5)条即可诊断哮喘;如喘息发作2次,并具有第(2)、(5)条诊断可疑哮喘或喘息性支气管炎;若同时有第(3)和/或第(4)条者,给予哮喘诊断性治疗。

(二)儿童哮喘

(1)年龄<3岁,喘息反复发作。

(2)发作时双肺闻及以呼气相为主的哮鸣音,呼气相延长。

(3)支气管舒张剂有明显疗效。

(4)除外其他可致喘息、胸闷和咳嗽的疾病。

疑似病例可选用1‰肾上腺素皮下注射,0.01 mL/kg,最大量不超过每次0.3 mL,或用沙丁胺醇雾化吸入,15分钟后观察,若肺部哮鸣音明显减少,或FEV上升不低于15%,即为支气管舒张试验阳性,可诊断支气管哮喘。

(三)咳嗽变异性哮喘

各年龄均可发病。①咳嗽持续或反复发作超过 1 个月,特点为夜间(或清晨)发作性的咳嗽,痰少,运动后加重,临床无感染征象,或经较长时间的抗生素治疗无效;②支气管扩张剂可使咳嗽发作缓解(基本诊断条件);③有个人或家族过敏史,变应原皮试可阳性(辅助诊断条件);④气道呈高反应性,支气管舒张试验阳性(辅助诊断条件);⑤除外其他原因引起的慢性咳嗽。

六、鉴别诊断

(一)毛细支气管炎

此病多见于 1 岁以内的婴儿,病原体为 RSV 或副流感病毒,也有呼吸困难和喘鸣,但其呼吸困难发生较慢,对支气管扩张剂反应差。

(二)支气管淋巴结核

可引起顽固性咳嗽和哮喘样发作,但阵发性发作的特点不明显,结核菌素试验阳性,X 线检查有助于诊断。

(三)支气管异物

患儿会出现哮喘样呼吸困难,但患儿有异物吸入或呛咳史,肺部 X 线检查有助于诊断,纤维支气管镜检查可确诊。

七、治疗

(一)治疗原则

坚持长期、持续、规范、个体化的治疗原则。

1.发作期

快速缓解症状、抗炎、平喘。

2.持续期

长期控制症状、抗炎、降低气道高反应性、避免触发因素、自我保健。

(二)发作期治疗

1.一般治疗

注意休息,去除可能的诱因及致敏物。保持室内环境清洁,适宜的空气湿度和温度,良好的通风换气和日照。

2.平喘治疗

(1)肾上腺素能 β_2 受体激动剂:松弛气道平滑肌,扩张支气管,稳定肥大细胞膜,增加气道的黏液纤毛清除力,改善呼吸肌的收缩力。①沙丁胺醇气雾剂每撤 100 μg。每次 1~2 撤,每天 3~4 次。0.5%水溶液每次 0.01~0.03 mL/kg,最大量 1 mL,用 2~3 mL 生理盐水稀释后雾化吸入,重症患儿每 4~6 小时 1 次。片剂每次 0.1~0.15 mg/kg,每天 2~3 次。或<5 岁每次 0.5~1 mg,5~14 岁每次 2 mg,每天 3 次。②特布他林每片 2.5 mg,1~2 岁每次 1/4~1/3 片,3~5 岁每次 1/3~2/3 片,6~14 岁每次 2/3~1 片,每天 3 次。③其他 β_2 受体激动剂,如丙卡特罗等。

(2)茶碱类:氨茶碱口服每次 3~5 mg/kg,每 6~8 小时 1 次,严重者可静脉给药,应用时间长者,应监测血药浓度。

(3)抗胆碱类药:可抑制支气管平滑肌的 M 样受体,引起支气管扩张,也能抑制迷走神经反射所致的支气管平滑肌收缩。以 β_2 受体阻滞剂更为有效。可用溴化羟异丙托溴铵,对心血管系统作用弱,用药后峰值出现在 30~60 分钟,其作用部位以大中气道为主,而 β_2 受体激动剂主要作用于小气道,故两种药物有协同作用。气雾剂每撤 20 μg,每次 1~2 撤,每天 3~4 次。

3.肾上腺皮质激素的应用

肾上腺皮质激素可以抑制特应性炎症反应,减低毛细血管通透性,减少渗出及黏膜水肿,降低气道的高反应性,故在哮喘治疗中的地位受到高度重视。除在严重发作或持续状态时可予短期静脉应用地塞米松或氢化可的松外,多主张吸入治疗。常用的吸入制剂有:①丙酸培氯松气雾剂(BDP):每撤 200 μg。②丙酸氟替卡松气雾剂(FP):每撤 125 μg。以上药物根据病情每天 1~3 次,每次 1~2 撤。现认为每天 200~400 μg 是很安全的剂量,重度年长儿可达到 600~800 μg,病情一旦控制,可逐渐减少剂量,疗程要长。

4.抗过敏治疗

(1)色甘酸钠(sodium cromoglicate,SOG):能稳定肥大细胞膜,抑制释放炎性介质,阻止迟发性变态反应,抑制气道高反应性。气雾剂每撤 2 mg,每次 2 撤,每天 3~4 次。

(2)酮替芬:为碱性抗过敏药,抑制炎性介质释放和拮抗介质,改善 β 受体功能。对儿童哮喘疗效较成人好,对已发作的哮喘无即刻止喘作用。每片 1 mg。小儿每次 0.25~0.5 mg,1~5 岁 0.5 mg,5~7 岁 0.5~1 mg,7 岁以上 1 mg,每天 2 次。

5.哮喘持续状态的治疗

哮喘持续状态是支气管哮喘的危症,需要积极抢救治疗,否则会因呼吸衰竭导致死亡。

(1)一般治疗:保证液体入量。因机体脱水时呼吸道分泌物黏稠,阻塞呼吸道使病情加重。一般补1/5~1/4张液即可,补液的量根据病情决定,一般24小时液体需要量为$1\,000\sim1\,200$ mL/m²。如有代谢性酸中毒,应及时纠正,注意保持电解质平衡。如患儿烦躁不安,可适当应用镇静剂,但应避免使用抑制呼吸的镇静剂(如吗啡、哌替啶)。如合并细菌感染,应用抗生素。

(2)吸氧:保证组织细胞不发生严重缺氧。

(3)迅速解除支气管平滑肌痉挛:静脉应用氨茶碱、甲泼尼龙,超声雾化吸入布地奈德及特布他林。若经上述治疗仍无效,可用异丙肾上腺素静脉滴注,剂量为 0.5 mg 加入 10% 葡萄糖100 mL中(5 μg/mL),开始以每分钟 0.1 μg/kg 缓慢静脉滴注,在心电图及血气监测下,每 15~20 分钟增加0.1 μg/kg,直到氧分压及通气功能改善,或达 6 μg/(kg·min),症状减轻后,逐渐减量维持用药24小时。如用药过程中心率达到或超过 200 次/分或有心律失常应停药。

(4)机械通气:严重患者应用呼吸机辅助呼吸。

(三)缓解期治疗及预防

(1)增强抵抗力,预防呼吸道感染,可减少哮喘发病的机会。

(2)避免接触变应原。

(3)根据不同情况选用适当的免疫疗法,如转移因子、胸腺素、脱敏疗法、气管炎菌苗、灭活卡介苗。

(4)可用丙酸培氯松吸入,每天不超过 400 μg,长期吸入,疗程达 1 年以上;酮替芬用量同前所述,疗程 3 个月;色甘酸钠长期吸入。

总之,哮喘是一种慢性疾病,仅在发作期治疗是不够的,需进行长期的管理,提高对疾病的认识,配合防治、控制哮喘发作、维持长期稳定,提高患者生活质量,这是一个非常复杂的系统工程。

第四节　阻塞性肺气肿

肺气肿是指终末细支气管远端(呼吸细支气管、肺泡管、肺泡囊和肺泡)的气道弹性减退,过度膨胀、充气和肺容积增大或同时伴有气道壁破坏的病理状态。

按其发病原因肺气肿有如下几种类型：老年性肺气肿、代偿性肺气肿、间质性肺气肿、灶性肺气肿、旁间隔性肺气肿、阻塞性肺气肿。

一、病因

肺气肿病因极为复杂，简述如下。

(一)吸烟

纸烟含有多种有害成分，如焦油、尼古丁和一氧化碳等。吸烟者黏液腺者藻糖及神经氨酸含量增多，可抑制支气管黏膜纤毛活动，反射性引起支气管痉挛，减弱肺泡巨噬细胞的作用。

(二)大气污染

尸检材料证明，气候和经济条件相似情况下，大气污染严重地区肺气肿发病率比污染较轻地区为高。

(三)感染

呼吸道病毒和细菌感染与肺气肿的发生有一定关系。反复感染可引起支气管黏膜充血、水肿，腺体增生、肥大，分泌功能亢进，管壁增厚狭窄，引起气道阻塞。

(四)蛋白酶-抗蛋白酶平衡失调

体内的一些蛋白水解酶对肺组织有消化作用，而抗蛋白酶对于弹力蛋白酶等多种蛋白酶有抑制作用。

二、症状

慢性支气管炎并发肺气肿时，在原有咳嗽、咳痰等症状的基础上出现了逐渐加重的呼吸困难。最初仅在劳动、上楼或登山、爬坡时有气急；随着病变的发展，在平地活动时，甚至在静息时也感气急。当慢性支气管炎急性发作时，支气管分泌物增多，进一步加重通气功能障碍，胸闷、气急加剧，严重时可出现呼吸功能衰竭的症状，如发绀、头痛、嗜睡、神志恍惚等。

三、检查

(一)X线检查

胸廓扩张，肋间隙增宽，肋骨平行，活动减弱，膈降低且变平，两肺野的透亮度增加。

(二)心电图检查

一般无异常,有时可呈低电压。

(三)呼吸功能检查

对诊断阻塞性肺气肿有重要意义。

(四)血液气体分析

如出现明显缺氧、二氧化碳潴留时,则动脉血氧分压(PaO_2)降低,二氧化碳分压($PaCO_2$)升高,并可出现失代偿性呼吸性酸中毒,pH 降低。

(五)血液和痰液检查

一般无异常,继发感染时似慢性支气管炎急性发作表现。

四、治疗

(1)适当应用舒张支气管药物,如氨茶碱,$β_2$ 受体兴奋剂。如有变态反应因素存在,可适当选用皮质激素。

(2)根据病原菌或经验应用有效抗生素,如青霉素、庆大霉素、环丙沙星、头孢菌素等。

(3)呼吸功能锻炼做腹式呼吸,缩唇深慢呼气,以加强呼吸肌的活动。增加膈的活动能力。

(4)家庭氧疗,每天 12~15 小时的给氧能延长寿命,若能达到每天 24 小时的持续氧疗,效果更好。

(5)物理治疗,视病情制订方案,如气功、太极拳、呼吸操、实时行走或登梯练习。

(6)预防。首先是戒烟。其次是注意保暖,避免受凉,预防感冒。最后是改善环境卫生,做好个人劳动保护,消除及避免烟雾、粉尘和刺激性气体对呼吸道的影响。

第五章

消化系统疾病

第一节 口 炎

口炎是指口腔黏膜的炎症,如病变仅限于舌、齿龈或口角亦可称为舌炎、齿龈炎或口角炎。本病在小儿时期较多见,尤其是婴幼儿,可单独发生,亦可继发于全身性疾病,如急性感染、腹泻和营养不良。多由病毒、细菌、真菌或螺旋体等引起。

一、鹅口疮

鹅口疮又名雪口疮,为白色念珠菌引起的慢性炎症,多见于新生儿、营养不良、腹泻、长期使用广谱抗生素或激素的患儿,使用污染的喂乳器具及新生儿在出生时经产道亦可污染。

(一)临床表现

本病特征是在口腔黏膜上出现白色或灰白色乳凝块样物,此物略高于黏膜表面,粗糙无光,最常见于颊黏膜,亦可蔓延至口腔其他部位。干燥、不红、不流涎是本病不同于其他口炎的特点,有时灰白色物融合成片,很像乳块。若有怀疑,可用棉签蘸水轻轻拭揩,鹅口疮不易揩去。本病一般无全身症状,若累及食管、肠道、气管、肺等,出现呕吐、吞咽困难、声音嘶哑或呼吸困难。

(二)治疗

局部涂 1‰甲紫溶液,每天 1~2 次。病变广泛者,可用制霉菌素每次 100 000 U加水1~2 mL涂患处,每天 3~4 次,或口服制霉菌素 50 000~100 000 U,每天3 次。

(三)预防

预防以口腔卫生为主,注意乳瓶、乳头、玩具等的清洁消毒。不要经常为小儿揩洗口腔,因为易揩伤口腔黏膜,并将致病菌带入。

二、疱疹性口炎

疱疹性口炎为单纯疱疹病毒所致,多见于1～3岁小儿,全年均可发生,无季节性,传染性较强,在集体托幼机构可引起小流行。

(一)临床表现

有低热或高热达40℃,齿龈红肿,舌、腭等处散布黄白色小溃疡,周围黏膜充血。口唇可红肿裂开,近唇黏膜的皮肤可有疱疹,颈淋巴结肿大。病程较长,发热常在3天以上,可持续5～7天;溃疡需10～14天才完全愈合,淋巴结经2～3周才消肿。本病须和疱疹性咽峡炎鉴别,后者由柯萨奇病毒引起,多发生于夏秋季,疱疹主要是在咽部和软腭,有时见于舌,但不累及齿龈和颊黏膜,颌下淋巴结不肿大,病程较短。

(二)治疗

保持口腔清洁,勤喂水,局部可撒冰硼散或锡类散等中药,为预防感染可涂2.5％～5％金霉素甘油。疼痛重者,在食前用2％利多卡因涂局部,食物以微温或凉的流质为宜。对发热者可给退热剂,对体弱者需补充营养和复合B族维生素及维生素C,后期疑有继发细菌感染者,选用抗菌药物。

三、溃疡性口炎

溃疡性口炎主要致病菌有链球菌、金黄色葡萄球菌、肺炎链球菌、铜绿假单胞菌、大肠埃希菌等,多见于婴幼儿,常发生于急性感染,长期腹泻等机体抵抗力降低时,口腔不洁更利于细菌繁殖而致病。

(一)临床表现

口腔各部位均可发生,常见于舌、唇内侧及颊黏膜等处,可蔓延到咽喉部。开始时口腔黏膜充血水肿,随后发生大小不等的糜烂或溃疡,可融合成片,表面有较厚的纤维素性炎症渗出物形成的假膜,呈灰白色,边界清楚,易拭去,涂片染色可见大量细菌。局部疼痛、流涎、拒食、烦躁,常有发热,高达39～40℃,局部淋巴结肿大,白细胞增高,饮食少者可出现失水和酸中毒。

(二)治疗

及时控制感染,加强口腔护理。用3％过氧化氢清洗溃疡面后涂1％甲紫或

2.5%～5%金霉素甘油,局部止痛用2%利多卡因涂抹。较大儿童可用含漱剂如0.1%雷凡奴尔溶液。一般需用抗菌药物。高热者给药物或物理降温,注意热量和液体的补充;宜用微温或凉的流质饮食,出现失水和酸中毒者应及时纠正。

第二节 胃 炎

胃炎是指由各种物理性、化学性或生物性有害因子引起的胃黏膜或胃壁炎症性改变的一种疾病。在我国小儿人群中胃炎的确切患病率不清。根据病程分为急性和慢性两种,后者发病率高。

一、诊断依据

(一)病史

1.发病诱因

对于急性胃炎应首先了解患儿近期有无急性严重感染、中毒、创伤及精神过度紧张等,有无误服强酸、强碱及其他腐蚀剂或毒性物质等。对于慢性胃炎而言不良的饮食习惯是主要原因,应了解患儿饮食有无规律、有无偏食、挑食;了解患儿有无过冷、过热饮食,有无食用辣椒、咖啡、浓茶等刺激性调味品,有无食用粗糙的难以消化的食物;了解患儿有无服用非甾体抗炎药或肾上腺皮质激素类药物等;还要了解患儿有无对牛奶或其他奶制品过敏等。

2.既往史

有无慢性疾病史,如慢性肾炎、尿毒症、重症糖尿病、肝胆系统疾病、儿童结缔组织疾病等;有无家族性消化系统疾病史;有无十二指肠-胃反流病史等。

(二)临床表现

1.急性胃炎

多急性起病,表现为上腹饱胀、疼痛、嗳气、恶心及呕吐,呕吐物可带血呈咖啡色,也可发生较多出血,表现为呕血及黑便。呕吐严重者可引起脱水、电解质及酸碱平衡紊乱。失血量多者可出现休克表现。有细菌感染者常伴有发热等全身中毒症状。

2.慢性胃炎

常见症状有腹痛、腹胀、呃逆、反酸、恶心、呕吐、食欲缺乏、腹泻、无力、消瘦等。反复腹痛是小儿就诊的常见原因,年长儿多可指出上腹痛,幼儿及学龄前儿童多指脐周不适。

(三)体格检查

1.急性胃炎

可表现为上腹部或脐周压痛。呕吐严重者可出现脱水、酸中毒体征,如呼吸深快、口渴、口唇黏膜干燥且呈樱红色、皮肤弹性差、尿少等。并发较大量消化道出血时可有贫血或休克表现。

2.慢性胃炎

一般无明显特殊体征,部分患儿可表现为消瘦、面色苍黄、舌苔厚腻、腹胀、上腹部或脐周轻度压痛等。

(四)并发症

长期慢性呕吐、食欲缺乏可引起消瘦或营养不良,严重呕吐可引起脱水、酸中毒和电解质紊乱,长期慢性小量失血可引起贫血,大量失血可引起休克。

(五)辅助检查

1.胃镜检查

可见黏膜广泛充血、水肿、糜烂、出血,有时可见黏膜表面的黏液斑或反流的胆汁。幽门螺杆菌(Hp)感染性胃炎时,可见到胃黏膜微小结节形成(又称胃窦小结节或淋巴细胞样小结节增生)。同时可取病变部位组织进行 Hp 或病理学检查。

2.X 线上消化道钡餐造影

胃窦部有浅表炎症者有时可呈胃窦部激惹征,黏膜纹理增粗、迂曲、锯齿状,幽门前区呈半收缩状态,可见不规则痉挛收缩。气、钡双重造影效果较好。

3.实验室检查

(1)Hp 检测方法有胃黏膜组织切片染色与培养、尿素酶试验、血清学检测、核素标记尿素呼吸试验。

(2)胃酸测定:多数浅表性胃炎患儿胃酸水平与胃黏膜正常小儿相近,少数慢性浅表性胃炎患儿胃酸降低。

(3)胃蛋白酶原测定:一般萎缩性胃炎中影响其分泌的程度不如盐酸明显。

(4)内因子测定:检测内因子水平有助于萎缩性胃炎和恶性贫血的诊断。

二、诊断中的临床思维

典型的胃炎根据病史、临床表现、体检、X 线钡餐造影、纤维胃镜及病理学检查基本可确诊。但由于引起小儿腹痛的病因很多,急性发作的腹痛必须与外科急腹症、肝、胆、胰、肠等腹内脏器的器质性疾病及腹型过敏性紫癜等鉴别。慢性反复发作的腹痛应与肠道寄生虫、肠痉挛等鉴别。

(一)急性阑尾炎

该病疼痛开始可在上腹部,常伴有发热,部分患儿呕吐,典型疼痛部位以右下腹为主,呈持续性,有固定压痛点、反跳痛及腹肌紧张、腰大肌试验阳性等体征,白细胞总数及中性粒细胞增高。

(二)过敏性紫癜

腹型过敏性紫癜由于肠壁水肿、出血、坏死等可引起阵发性剧烈腹痛,常位于脐周或下腹部,可伴有呕吐或吐咖啡色物,部分患儿可有黑便或血便。但该病患儿可出现典型的皮肤紫癜、关节肿痛、血尿及蛋白尿等。

(三)肠蛔虫症

常有不固定腹痛、偏食、异食癖、恶心、呕吐等消化道功能紊乱症状,有时出现全身过敏症状。往往有吐、排虫史,粪便查找虫卵,驱虫治疗有效等可协助诊断。

(四)肠痉挛

婴儿多见,可出现反复发作的阵发性腹痛,腹部无特异性体征,排气、排便后可缓解。

(五)心理因素所致非特异性腹痛

心理因素所致非特异性腹痛是一种常见的儿童期身心疾病。病因不明,与情绪改变、生活事件、精神紧张、过度焦虑等有关。表现为弥散性、发作性腹痛,持续数十分钟或数小时而自行缓解,可伴有恶心、呕吐等症状。临床及辅助检查往往无阳性发现。

三、治疗

(一)急性胃炎

1.一般治疗

患儿应注意休息,进食清淡流质或半流质饮食,必要时停食1~2餐。药物所致急性胃炎首先停用相关药物,避免服用一切刺激性食物。及时纠正水、电解质紊乱。有上消化道出血者应卧床休息,保持安静,检测生命体征及呕吐与黑便情况。

2.药物治疗

分 4 类。

(1)H_2 受体阻滞剂:常用西咪替丁,每天 10～15 mg/kg,分 1～2 次静脉滴注或分 3～4 次每餐前或睡前口服;雷尼替丁,每天 3～5 mg/kg,分 2 次或睡前 1 次口服。

(2)质子泵抑制剂:常用奥美拉唑,每天 0.6～0.8 mg/kg,清晨顿服。

(3)胃黏膜保护药:可选用硫糖铝、十六角蒙脱石粉、麦滋林-S 颗粒剂等。

(4)抗生素:合并细菌感染者应用有效抗生素。

3.对症治疗

主要针对腹痛、呕吐和消化道出血的情况。

(1)腹痛:腹痛严重且除外外科急腹症者可酌情给予抗胆碱能药,如 10% 颠茄合剂、甘颠散、溴丙胺太林、山莨菪碱、阿托品等。

(2)呕吐:呕吐严重者可给予爱茂尔、甲氧氯普胺、多潘立酮等药物止吐。注意纠正脱水、酸中毒和电解质紊乱。

(3)消化道出血:可给予卡巴克洛或凝血酶等口服或灌胃局部止血,必要时内镜止血。注意补充血容量,纠正电解质紊乱等。有休克表现者,按失血性休克处理。

(二)慢性胃炎

1.一般治疗

慢性胃炎又称特发性胃炎,缺乏特殊治疗方法,以对症治疗为主。养成良好的饮食习惯及生活规律,少吃生冷及刺激性食物。停用能损伤胃黏膜的药物。

2.病因治疗

对感染性胃炎应使用敏感的抗生素。确诊为 Hp 感染者可给予阿莫西林、庆大霉素等口服治疗。

3.药物治疗

(1)对症治疗:有餐后腹痛、腹胀、恶心、呕吐者,用胃肠动力药。如多潘立酮,每次 0.1 mg/kg,3～4次/天,餐前 15～30 分钟服用。腹痛明显者给予抗胆碱能药,以缓解胃肠平滑肌痉挛。可用硫酸阿托品,每次 0.01 mg/kg,皮下注射。或溴丙胺太林,每次 0.5 mg/kg,口服。

(2)黏膜保护药:枸橼酸铋钾,6～8 mg/(kg·d),分 2 次服用。大剂量铋剂对肝、肾和中枢神经系统有损伤,故连续使用本剂一般限制在 4～6 周之内为妥。

硫糖铝,10～25 mg/(kg•d),分3次餐前2小时服用,疗程4～8周,肾功能不全者慎用。麦滋林-S,每次30～40 mg/kg,口服3次/天,餐前服用。

(3)抗酸药:一般慢性胃炎伴有反酸者可给予中和胃酸药,如氢氧化铝凝胶、复方氢氧化铝片,于餐后1小时服用。

(4)抑酸药:仅用于慢性胃炎伴有溃疡病、严重反酸或出血时,疗程不超过2周。H_2 受体阻滞剂,西咪替丁10～15 mg/(kg•d),分2次口服,或睡前1次服用。雷尼替丁4～6 mg/(kg•d),分2次服或睡前1次服用。质子泵抑制剂,如奥美拉唑0.6～0.8 mg/kg,清晨顿服。

四、治疗中的临床思维

(1)绝大多数急性胃炎患儿经治疗在1周左右症状消失。

(2)急性胃炎治愈后若不注意规律饮食和卫生习惯,或再服用能损伤胃黏膜的药物时仍可急性发作。在有严重感染等应急状态下更易复发,此时可短期给予 H_2 受体阻滞剂预防应急性胃炎的发生。

(3)慢性胃炎患儿因缺乏特异性治疗,消化系统症状可反复出现,造成患儿贫血、消瘦、营养不良、免疫力低下等。可酌情给予免疫调节药治疗。

(4)小儿慢性胃炎胃酸分泌过多者不多见,因此要慎用抗酸药。主要选用饮食治疗。避免医源性因素,如频繁使用糖皮质激素或非甾体抗炎药等。

第三节　急性胰腺炎

小儿急性胰腺炎比较少见,发病与胰液外溢入胰腺间质及其周围组织有关。现多认为与病毒感染、药物、胰分泌管阻塞及某些全身性疾病或暴饮暴食有关。至少半数以上是由腮腺炎病毒或上腹部钝伤引起,仍有30%病例找不到病因。

一、诊断

(一)病史

病前有饱餐等诱因,继发于身体其他部位的细菌或病毒感染:如急性流行性腮腺炎、肺炎、细菌性痢疾、扁桃体炎等。

(二)临床表现

多发生在4岁以上小儿,主要表现为上腹疼痛、恶心、呕吐及腹压痛。呕吐物为食物与胃、十二指肠分泌液。严重病例除急性重病容外,可有脱水及早期出现休克症状,并因肠麻痹而致腹胀。由于胰腺头部水肿压迫胆总管末端可出现黄疸,但在小儿则罕见。

轻度水肿型病例有上腹压痛(剑突下或略偏左侧),可能为腹部唯一体征。严重病例除腹胀外,腹部有压痛及肌紧张而以剑突下部为最明显。个别患儿的脐部或腰部皮肤呈发绀色,是皮下脂肪被外溢胰液分解,毛细血管出血所致。

(三)辅助检查

1.淀粉酶测定

常为主要诊断依据,若用苏氏(Somogyi)比色法测定,正常儿均在 64 U 以下,而急性胰腺炎患儿则高达 500 U 以上。血清淀粉酶值在发病 3 小时后即可增高,并逐渐上升,24～28 小时达高峰以后又渐下降。尿淀粉酶也同样变化,但发病后升高较慢,病变缓解后下降的时间比血清淀粉酶迟缓,且受肾功能及尿浓度的影响,故不如血清淀粉酶准确。其他有关急腹症如肠穿孔、肠梗阻、肠坏死时,淀粉酶也可升高,很少超过 500 U。

2.血清脂肪酶测定

在发病 24 小时后始升高,持续高值时间较长,可作为晚期患者的诊断方法。正常值为 0.5～1 U。

3.腹腔穿刺

严重病例有腹膜炎者,难与其他原因所致腹膜炎相鉴别,如胰腺遭到严重破坏,则血清淀粉酶反而不增高,更造成诊断上的困难。此时如腹腔渗液多,可行腹腔穿刺。根据腹腔渗液的性质(血性、混有脂肪坏死)及淀粉酶测定有助于诊断。

4.B 型超声检查

对水肿型胰腺炎及后期并发胰腺囊肿者的确诊有价值,前者显示胰腺明显增大,后者显示囊性肿物与胰腺相连。

(四)诊断标准

(1)急性腹痛发作伴有上腹部压痛或腹膜刺激征。

(2)血、尿或腹水中胰酶升高。

(3)影像学检查、手术或活检见到胰腺炎症、坏死、出血等间接或直接的改变。具有含第 1 项在内的 2 项以上标准并排除其他急腹症者即可诊断。

二、治疗

(一)一般治疗

轻者进低脂、低蛋白流质;较重者应禁食,以减少胰腺分泌。严重者则须胃肠减压,减少胃酸避免促进胰腺分泌。禁食及胃肠减压时,宜输入营养物质(如合成营养液)并根据胃肠减压及出液量补充水、电解质等,以维持水、电解质平衡。

(二)非手术治疗

1.抑制胰腺外分泌

(1)禁食和胃肠减压。可以减少胰液分泌,还可减轻呕吐和肠胀气。

(2)应用抗胆碱能药物。山莨菪碱、阿托品等,可减少胃酸和胰液分泌。

(3)应用 H_2 受体阻滞剂。此类药有西咪替丁、雷尼替丁、奥美拉唑等,可减少胃酸分泌,间接抑制胰腺分泌,同时防止应激性胃黏膜病变的发生。

(4)应用生长抑素。为治疗急性出血坏死型胰腺炎效果较好的药物。

(5)缩胆囊素受体阻滞剂。丙谷胺可明显减轻急性胰腺炎的病理改变及改善症状。

2.镇痛解痉

阿托品每次 $0.01\sim0.02$ mg/kg,最大不超过 0.4 mg,必要时 $4\sim6$ 小时重复1 次。

3.控制胰腺感染

急性胰腺炎多数由胆管疾病引起,故多数应用抗生素。选用抗生素时,既要考虑菌种的敏感性,又要求该药对胰腺有较好的渗透性。首选药如西拉司丁(泰能)、环丙沙星、氧氟沙星,厌氧菌感染可用甲硝唑。

4.维持水、电解质平衡及抗休克

脱水严重或出现休克的患儿,应首先恢复血容量,可输 2∶1 溶液、血浆或全血等,按10~20 mL/kg,于 30~60 分钟内输入,8~10 小时纠正其累积损失量。应用多巴胺、多巴酚丁胺、山莨菪碱等抗休克治疗。有尿后补钾,并注意热量、维生素供给,同时要防治低钙血症、高糖血症等。

5.其他治疗

其他治疗包括:①应用抑制胰酶活性的药物。较重型的急性胰腺炎,在发病早期大量静脉给药。②应用肾上腺糖皮质激素。可引起胰腺炎一般不主张用,仅适用于合并呼吸窘迫综合征和出血坏死胰腺炎伴有休克者。③腹膜灌洗。清除或减少大量有害的血管活性因子。

(三)手术治疗

只有在以下情况时考虑手术:①诊断为急性胰腺炎,经过内科治疗24~48小时,症状及体征进一步恶化,出现并发症者。②胆源性急性胰腺炎处于急性状态,需要外科手术解除梗阻者。③疑有出血性坏死性胰腺炎,经短时间治疗不缓解。④胰腺假性囊肿形成,尤其是较巨大者,病情缓解后,可行引流手术。⑤不能排除其他急腹症者。

第四节　急性阑尾炎

急性阑尾炎是儿童最常见的急腹症,可发生在小儿任何年龄,3岁以下婴幼儿的患病率为5%~9.6%,1岁以内的小儿阑尾炎很少见,随年龄增长,患病率逐渐增多。在小儿由于病情进展较快,加以早期诊断困难,年龄越小,症状越不典型,并以穿孔性阑尾炎的发生率较高,术后并发症多,因此,及时诊断和正确处理非常重要。男女患病率基本相等。

阑尾炎的主要原因是管腔梗阻、细菌感染、神经反射等因素相互影响和作用。急性阑尾分为4种类型:单纯性阑尾炎;化脓性阑尾炎;坏疽性阑尾炎;梗阻性阑尾炎。

一、诊断

(一)病史

由于小儿年龄和临床各型阑尾炎的病理表现不同,症状也有其特点和规律。

1.腹痛

腹痛是最常见、最早出现的症状,腹痛为阵发性,从上腹部或脐部开始,由轻到重,数小时后疼痛渐转移至右下腹的阑尾部位,为持续性钝痛,阵发性加剧。当阑尾腔有阻塞时可表现为阵发性绞痛,阑尾发生穿孔形成弥散性腹膜炎时,则全腹都有持续性的腹痛。活动时腹痛加重,患儿喜欢卧于右侧,双腿稍曲,并保持该体位以减少疼痛。如盲肠游离时,阑尾位置不固定,压痛点可偏离麦氏点,在其下方或脐部周围,有的疼痛可位于盆腔。

2.恶心及呕吐

恶心及呕吐是常见的症状,较成人多见,呕吐常发生在腹痛开始后的数小时,也有的患儿先出现呕吐。早期的呕吐多是反射性的,呕吐物多为食物,晚期患儿呕吐系腹膜炎肠麻痹所致,呕吐物为黄绿色的胆汁及肠液,呕吐量多。

3.腹泻及便秘

如阑尾病变侵及盆腔,炎症刺激乙状结肠促使排便次数增加,有的患儿开始仅表现为腹泻,易误诊为肠炎。

4.发热

体温在 38 ℃左右,大多为先腹痛后发热,并且随着病情加重而逐渐升高,如早期就有高热和腹痛的患儿,应注意是否有全身的感染。体温呈持续性不断升高,提示阑尾可能有穿孔。

5.精神异常

由于腹痛和感染的刺激作用,大多患儿呈嗜睡状、活动减少、无力、反应迟钝、腹肌紧张减轻等。也有的表现为烦躁不安、哭闹等。

(二)查体

1.全身体征

患儿喜右侧屈髋卧位,以减少腹壁的张力,选择疼痛最轻的位置。呈急性病容,有的患儿有脱水征。

2.腹部体征

(1)腹部压痛:右下腹麦氏点固定压痛是急性阑尾炎的典型体征。但小儿阑尾位置不固定,故压痛点可在右中腹、脐部附近、下腹中部等。病初时压痛可能在右下腹,弥散性腹膜炎时全腹均有压痛,腹部呼吸运动可不同程度的受限。盆腔位的阑尾炎压痛点在下腹部。

(2)腹肌紧张:是腹壁腹膜受刺激、腹肌反射性收缩所致。压痛部位出现腹肌紧张提示阑尾已化脓坏死而形成阑尾周围炎或腹膜炎。弥散性腹膜炎时,全腹性腹肌紧张,但仍以右下腹最为明显。但小儿腹壁肌层薄弱,腹肌紧张不足以反应腹膜受刺激情况,即使阑尾穿孔腹肌仍可不紧张,尤其是婴幼儿。

(3)反跳痛:由于阑尾炎症对腹膜的刺激,可出现右下腹反跳痛,即轻压右下腹逐渐至深处,迅速抬手时患儿有剧痛,可波及下腹甚至全腹。

(4)腹部包块:阑尾周围脓肿的患儿右下腹可触及包块。

(5)皮肤过敏:急性阑尾炎合并梗阻时,右下腹皮肤可出现感觉过敏,蛲虫性阑尾炎时更明显。

(6)结肠充气试验:用手从左下腹推压降结肠移向横结肠,因气体压力传至盲肠,产生疼痛为阳性。

(7)腰大肌刺激征和举腿试验:盲肠后位阑尾炎时二者均可阳性,腰大肌刺激征即是患儿左侧卧位,右髋关节过伸,腰大肌受到刺激疼痛。

(8)肛门指诊:直肠右前方有炎性浸润和增厚,黏膜水肿、肥厚,甚至可触及条索状的尾,有盆腔脓肿形成时有触痛及波动感。

(三)辅助检查

1.血液检查

单纯性阑尾炎的白细胞总数和中性粒细胞增多,白细胞总数可升高到(1～1.2)×10⁹/L,化脓性阑尾炎可达 $1.4×10^9/L$ 以上,有脓肿形成或弥散性腹膜炎时则在 $2×10^9/L$ 以上,并且中性粒细胞占 $85\%～95\%$,如中性粒细胞增多至85%以上多反应病情较重。也有少数阑尾炎患儿白细胞计数升高不明显。

2.尿及大便常规检查

一般无特殊改变。

3.B超检查

B超下正常阑尾无影像显示,当阑尾炎时可见阑尾显影,阑尾的直径增大,≥6 mm 则可以确定阑尾炎诊断,对异位阑尾也能做出正确诊断。有报道B超诊断符合率>96%。

(四)诊断要点

(1)患者有腹痛、呕吐、发热。

(2)腹部查体表现为右下腹固定压痛、肌紧张及反跳痛。

(3)血常规:白细胞计数升高,中性粒细胞计数升高。

(五)鉴别诊断

1.肠痉挛

小儿腹痛的常见原因,患病率高于阑尾炎。典型的症状是突然发生阵发性腹痛,但每次仅持续10～20分钟,无明显压痛点,疼痛可自行缓解,无发热,一般不需特殊治疗。

2.急性胃肠炎

有的患儿在腹泻出现前有腹痛、呕吐及发热,可误诊阑尾炎。胃肠炎有不洁饮食史,开始有发热、痉挛性腹痛和多次腹泻,腹痛多无固定部位,压痛和腹肌紧张不明显,大便常规检查可见白细胞和脓球。

3.急性肠系膜淋巴结炎

该病的发生与上呼吸道感染有关,当回盲部的淋巴结受炎症累及时,可与急性阑尾炎相混淆。本病可有体温升高,胃肠道症状不明显,右下腹虽有不固定的轻微压痛,但无腹肌紧张。白细胞计数略有升高。

4.过敏性紫癜

早期有腹痛出现,但不局限在右下腹,随后可出现散在的斑点,关节肿胀,有时便血。腹部的压痛与腹壁的肌紧张相一致,有时要经过反复多次的检查方能确定。

5.卵巢囊肿扭转

右侧的卵巢囊肿扭转可引起右下腹疼痛、压痛、反跳痛及肌紧张,易误诊为阑尾炎。该病虽然腹部体征比较明显,但白细胞计数升高不明显。做腹部直肠双合诊可触及球形包块,右下腹穿刺抽出血性液体可确诊。B超可以协助诊断。

二、治疗

小儿阑尾炎穿孔率高,延误治疗可发生腹膜炎,特别是婴幼儿阑尾壁薄,大网膜短,穿孔时间短,可发生于腹痛后 6 小时。所以不论何种类型的急性阑尾炎原则上均行早期手术治疗。有下列情况可试行保守治疗:①发病超过 3 天,病情比较稳定,局部有炎性包块,有阑尾脓肿形成者。②腹膜炎有局限趋势,下腹部压痛及右下腹炎性浸润已有减轻者。

对急性单纯性阑尾炎,炎症较轻,患儿家长不同意手术或阑尾周围脓肿已局限,可采用非手术疗法。

(一)中草药疗法

常用的方剂为大黄牡丹皮汤加减:大黄、牡丹皮、桃仁各 10 g,金银花、冬瓜子、败酱草、薏苡仁各 25 g,枳壳、桔梗、甘草各 5 g。

(二)抗生素的全身治疗

阑尾炎 60% 以上为需氧菌与厌氧菌混合感染,首选联合用药。头孢菌素及甲硝唑合用,亦可用氨苄西林、庆大霉素和甲硝唑。输液纠正脱水和电解质紊乱。密切观察病情的发展,如炎性包块不断扩大或软化,疼痛未见减轻,高热不退,中毒症状日趋严重,需手术将阑尾脓肿切开引流。

三、诊疗体会

(一)诊断方面

根据典型的转移性右下腹痛史,固定的右下腹压痛、肌紧张及反跳痛,可诊断为阑尾炎。但准确的查出有无腹部压痛、肌紧张,腹痛的部位和范围是非常重要的。所以查体时动作要轻柔,并随时注意患儿的面部表情。在触诊时对比检查两侧腹部,观察触不同部位时的患儿反应,有时要经过反复多次的检查方能确定。检查时从左侧腹→上腹部→右下腹,由浅到深,由轻到重。浅层触诊时了解腹部皮肤有无敏感区,中层触诊时可了解到腹部的压痛、反跳痛及肌紧张,深层检查可判断局部有无炎性包块和脓肿。对疑有阑尾炎而诊断困难,可试行腹部穿刺,穿刺麦氏点,将穿刺液做镜检,细菌涂片及生化检查。肛门指诊,在直肠右前方有炎性浸润和增厚,盆腔有脓肿时有触痛及包块。有的患者表现为腹泻为主,往往误诊为肠炎,经抗生素治疗也能有所好转,炎症局限,形成脓肿,所以当腹泻患者经治疗腹痛不见明显好转,应注意腹部查体,有下腹压痛。有的患者表现为尿痛,腹部压痛位于脐下,这是阑尾与膀胱粘连所致。

(二)治疗方面

单纯性阑尾炎保守治疗多能治愈,化脓性和穿孔性阑尾炎用抗生素治疗效果较差,主张早期手术治疗,以免抗生素治疗无效,形成阑尾周围脓肿和肠管粘连,增加手术难度。

四、患儿教育

该病早期治疗,尤其是早期手术,并发症少,治疗效果良好。

第六章

泌尿系统疾病

第一节　急进性肾小球肾炎

急进性肾小球肾炎（RPGN）简称急进性肾炎，是一组综合征，临床呈急性起病，以大量血尿和蛋白尿等肾炎综合征或肾病综合征为临床表现，病情迅速发展到少尿及肾衰竭，可在几个月内死亡。主要病理改变是以广泛的肾小球新月体形成为其特点。

急进性肾炎可见于多种疾病：①继发于全身性疾病，如系统性红斑狼疮，肺出血肾炎综合征，结节性多动脉炎，过敏性紫癜，溶血尿毒综合征等；②严重链球菌感染后肾炎或其他细菌感染所致者；③原发性急进性肾炎，只限于排除链球菌后肾炎及全身性疾病后才能诊断。发病机制尚不清楚，目前认为主要是免疫性损害和凝血障碍两方面引起，免疫损害是关键，凝血障碍是病变持续发展和肾功能进行性减退的重要原因。

一、临床表现及诊断

（一）临床表现

（1）本患儿科常见于较大儿童及青春期，年龄最小者5岁，男多于女。

（2）病前2～3周可有疲乏、无力、发热、关节痛等症状。约一半患者有上呼吸道前驱感染。

（3）起病多与急性肾小球肾炎相似，一般多在起病后数天至2～3个月发生进行性肾功能不全。

（4）全身水肿，可出现各种水、电解质紊乱。

(5)少数病例也可具有肾病综合征特征。

(二)实验室检查

(1)尿比重低且恒定,大量蛋白尿,血尿、管型尿。血尿持续是本病重要特点。血红蛋白和红细胞数呈进行性下降,血小板可减少。

(2)肾功能检查有尿素氮上升,肌酐清除率明显降低,血肌酐明显升高。

(3)部分患者约 5％血抗基膜抗体可阳性。血清免疫复合物可阳性。补体 C3 多正常,但由于链球菌感染所致者可有一过性补体降低。冷球蛋白可阳性。血纤维蛋白原增高,凝血时间延长,血纤维蛋白裂解产物(FDP)增高。并可出现低钠血症、高钾血症、高镁血症、低氯血症、低钙血症、高磷血症及代谢性酸中毒。血沉增快。

(4)约 30％患者抗中性粒细胞胞质抗体(ANCA)阳性。

(5)除血纤维蛋白原增高外,尿 FDP 可持续阳性。

(三)诊断与鉴别诊断

目前较公认的急进性肾炎诊断标准是:①发病 3 个月内肾功能急剧恶化;②少尿或无尿;③肾实质受累表现为大量蛋白尿和血尿;④既往无肾脏病史;⑤肾脏大小正常或轻度大;⑥病理改变为 50％以上肾小球呈新月体病变。对诊断有困难者,应做肾活组织检查。

本病主要需与急性链球菌后肾炎及溶血尿毒综合征鉴别。

二、治疗

急进性肾炎治疗原则是保护残余肾功能,针对急性肾功能不全的病理生理改变及其并发症及时采取对症治疗的综合治疗。并根据急进性肾炎的发病的可能机制采取免疫抑制和抗凝治疗。

(一)肾上腺皮质激素(简称激素)冲击疗法

甲泼尼龙 15～30 mg/kg,溶于 5％葡萄糖溶液 150～250 mL 中,在 1～2 小时内静脉滴入,每天1 次,连续 3 天为 1 个疗程。继以泼尼松 2 mg/(kg·d),隔天顿服,减量同肾病综合征。

(二)抗凝疗法

1.肝素钠

1 mg/(kg·d),静脉点滴,具体剂量可根据凝血时间或部分凝血活酶时间加以调整,使凝血时间保持在正常值的 2～3 倍或介于 20～30 分钟,部分凝血活酶时间比正常对照组高1.5～3倍。疗程5～10天。如病情好转可改用口服华法林1～2 mg/d,持续6个月。肝素一般在无尿前应用效果较好。

2.双嘧达莫

5～10 mg/(kg·d),分3次饭后服,6个月为1个疗程。

(三)血浆置换疗法

可降低血浆中免疫活性物质,清除损害之递质,即抗原抗体复合物,抗肾抗体、补体、纤维蛋白原及其他凝血因子等,因此阻止和减少免疫反应,中断或减轻病理变化。

(四)透析疗法

本病临床突出症状为进行性肾衰竭,故主张早期进行透析治疗。一般可先作腹膜透析。不满意时可考虑做血透析。

(五)四联疗法

采用泼尼松2 mg/(kg·d),环磷酰胺1.5～2.5 mg/(kg·d)或硫唑嘌呤2 mg/(kg·d),肝素或华法林及双嘧达莫等联合治疗可取得一定疗效。

(六)肾移植

肾移植须等待至血中抗肾抗体阴转后才能进行,否则效果不好。一般需经透析治疗维持半年后再行肾移植。

第二节　慢性肾小球肾炎

慢性肾小球肾炎是指各种原发性或继发性肾炎病程超过1年,伴有不同程度的肾功能不全和/或持续性高血压、预后较差的肾小球肾炎。其病理类型复杂,常见有膜性增殖性肾炎、局灶节段性肾小球硬化、膜性肾病等。此病在儿科少见,为慢性肾功能不全最常见的原因。

一、临床表现

慢性肾小球肾炎起病缓慢,病情轻重不一,临床一般可分为普通型、肾病型、高血压型、急性发作型。

(一)共同表现

1.水肿

均有不同程度的水肿。轻者仅见于颜面部、眼睑及组织松弛部位,重者则全身普遍水肿。

2.高血压

部分患者有不同程度的高血压。血压升高为持续性或间歇性,以舒张压中度以上升高为特点。

3.蛋白尿和/或尿沉渣异常

持续性中等量的蛋白尿和/或尿沉渣异常,尿量改变,夜尿增多,尿比重偏低或固定在1.010左右。

4.贫血

中-重度贫血,乏力,生长发育迟缓,易合并感染、低蛋白血症或心功能不全。

5.其他

不同程度的肾功能不全、电解质紊乱。

(二)分型

凡具备上述各临床表现均可诊断为慢性肾小球肾炎。

1.普通型

无突出特点者。

2.高血压型

高血压明显且持续升高者。

3.肾病型

突出具备肾病综合征特点者。

4.急性发作型

感染劳累后短期急性尿改变加重和急剧肾功能恶化,经过一段时期后,恢复至原来的状态者。

(三)实验室检查

1.尿常规

尿蛋白可从＋～＋＋＋＋,镜检有红细胞及各类管型,尿比重低且固定。

2.血常规

呈正色素、正细胞性贫血。

3.肾功能检查

肾小球滤过率下降,内生肌酐清除率、酚红排泄试验均降低;尿素氮及肌酐升高,尿浓缩功能减退。

4.其他

部分患者尿 FDP 升高,血清补体下降,红细胞沉降率增快,肾病型可示低蛋白血症、高胆固醇血症。

二、诊断

肾小球肾炎病程超过 1 年,尿变化包括不同程度的蛋白尿、血尿和管型尿,伴有不同程度的肾功能不全和/或高血压者,临床诊断为慢性肾炎。尚需排除引起小儿慢性肾功能不全的其他疾病,如泌尿系统先天发育异常或畸形、慢性肾盂肾炎、溶血尿毒综合征、肾结核、遗传性肾病等。

三、治疗

目前尚无特异治疗,治疗原则为去除已知病因,预防诱发因素,对症治疗和中西医结合的综合治疗。有条件的最好根据肾组织病理检查结果制订其具体治疗方案。

(一)一般措施

加强护理,根据病情合理安排生活制度。

(二)调整饮食

适当限制蛋白的摄入,以减轻氮质血症。蛋白质以每天 1 g/kg 为宜,供给优质的动物蛋白如牛奶、鸡蛋、鸡、鱼等。根据水肿及高血压的程度,调整水和盐的摄入。

(三)防治感染

清除体内慢性病灶。

(四)慎重用药

必须严格掌握各种用药的剂量及间隔时间,勿用肾毒性药物。

(五)激素及免疫抑制剂

尚无肯定疗效。常规剂量的激素和免疫抑制剂治疗无效。但大剂量的激素可加重高血压和肾功能不全,应慎用。

有报道用:①甲泼尼龙冲击疗法。②长程大剂量泼尼松治疗,每天 1.5～

2 mg/kg,每天晨服,持续5～23个月以后减量至0.4～1 mg/kg,隔天顿服,间断加用免疫抑制剂或双嘧达莫,抗凝治疗,经3～9年的长程持续治疗,使部分患儿症状减轻、病情进展缓慢,以延长生命。

(六)透析治疗

病情发展至尿毒症时,可以进行透析治疗,等待肾移植。

第三节　狼疮性肾炎

系统性红斑狼疮(systemic lupus erythematosus,SLE)是一种累及多系统,多器官的具有多种自身抗体的自身免疫性疾病。该病在亚洲地区女孩发病率最高,有报道白种女孩为(1.27～4.4)/10万,而亚洲女孩则为(6.16～31.14)/10万。我国发病率约为70/10万人口,其中女性占85%～95%,多数发生在13～14岁。当SLE并发肾脏损害时即为狼疮性肾炎(lupus nephritis,LN)。一般认为LN占SLE的46%～77%,而对SLE患者肾活检发现SLE患者100%有轻重不等的肾损害。儿童LN损害发生率高于成人,SLE起病早期可有60%～80%肾脏受累,2年内可有90%出现肾脏损害。肾脏病变程度直接影响SLE的预后。肾受累及进行性肾功能损害是SLE的主要死亡原因之一。

一、病因及发病机制

(一)病因

本病病因不明,目前认为可能致病因素有以下几种。

1.病毒感染

C型DNA病毒(慢病毒)感染有关。

2.遗传因素

本病遗传易感基因位于第6对染色体中,遗传性补体缺陷易患SLE,带 *HLADW3*,*HLA-BW15* 者易发生SLE。

3.性激素

不论男女患者体内雌激素增高,雄激素降低,雌激素增高可加重病情。

4.自身组织破坏

日晒紫外线可使40%的患者病情加重。某些药物如氨基柳酸,青霉素,磺胺等可诱发或加重 SLE。

(二)LN 的发病机制

较为复杂,尚不完全明了。目前研究认为 SLE 患儿体内存在多种自身抗体,在 LN 的发生、发展过程中占有非常重要的地位,其产生与细胞凋亡密切相关:主要是自身反应性 T 细胞、B 细胞逃脱细胞凋亡而处于活化增殖状态,引起机体对自身抗原的外周耐受缺陷,导致自身免疫异常而致病。促发因素包括以下几种。①遗传:小儿 SLE 有家族遗传倾向,13.8% 小儿 SLE 患者的三代亲属中有一个或更多亲属有结缔组织病,同卵双胎一致发病的百分比高达 70%。②病毒感染、日光、药物等。

近些年来,人们对 LN 的发病机制有了更深刻的认识,普遍观点认为自身抗体通过核小体介导与肾脏结合而致病。细胞凋亡的产物核小体(由组蛋白与DNA 两部分组成)作为自身抗原诱导机体产生自身抗体,即抗核小体抗体。近来的研究表明,在 LN 的病程中抗核小体抗体可早于抗 dsDNA 抗体而出现,其敏感性及特异性均优于后者,且血中抗体水平与蛋白尿、疾病活动性呈显著相关。目前认为:核小体的一端通过组蛋白或 DNA 与肾小球基底膜、系膜细胞等相结合,另一端暴露出抗体的结合位点,从而介导自身抗体与肾脏结合,导致补体活化、炎症细胞聚集和细胞因子释放,诱发 LN。核小体中组蛋白或 DNA 与肾小球不同成分的结合,可以导致自身抗体在不同的部位形成沉积,从而产生不同的临床表现和病理分型。

此外,细胞凋亡对维持肾小球内环境的稳定也同样具有重要意义。近年来,认识到 LN 时除了整体水平上的淋巴细胞凋亡异常外,肾小球局部也存在着细胞凋亡调节的紊乱。

二、病理

(一)病理分类标准

国际肾脏病协会(ISN)和肾脏病理学会(RPS)于 2004 年正式公布最新 LN 的病理学分类:Ⅰ型-系膜轻微病变型 LN;Ⅱ型-系膜增生型 LN;Ⅲ型-局灶型 LN;Ⅳ型-弥漫型 LN;Ⅴ型-膜型 LN;Ⅵ型-进行性硬化型 LN。

据报道儿童 LN 中Ⅰ～Ⅱ型占 25%,Ⅲ～Ⅳ型占 65%,Ⅴ型占 9%。值得注意的是,上述各型之间转型常见。此外,LN 免疫荧光检查典型表现是以 IgG 为主,早期补体成分如 C4、C1q 通常与 C3 一起存在。3 种免疫球蛋白加上 C3、C4、C1q 均存在时,称满堂亮,见于 1/4～2/3 患者。

(二)间质和小管损伤

LN 的间质和小管损伤相当常见,表现为肾小管变性、萎缩和坏死,炎性细胞浸润,基膜变厚和间质纤维化。免疫荧光可见 IgG、C1q、C3、C4 局灶性沉积于肾小管基膜。电镜下可见电子致密物沿肾小管基膜沉积。少数以急性小管间质肾炎单独存在,可表现为急性肾衰竭。

(三)血管损伤

血管免疫沉积、透明和非炎症性坏死性病变、伴血管壁淋巴和单核细胞浸润的真性血管炎均可见,罕见肾内小动脉血栓,这些血管病变预示不良预后,偶见血栓性微血管病。

(四)活动性病变和慢性病变的判断

LN 活动性指数(AI)和慢性指数(SI)的判断是评估疾病活动性及预后的标准指标。

三、临床表现

LN 的临床表现多种多样,主要表现为两大类。

(一)LN 的肾脏表现

其中 1/4~2/3 的 SLE 患者会出现 LN 的临床表现。LN 100%可出现程度不同的蛋白尿、80%镜下血尿,常伴有管型尿、水肿、高血压及肾功能障碍,夜尿增多也常常是 LN 的早期症状之一。

根据中华医学会儿科学分会肾脏病学组 2010 年制定的《狼疮性肾炎的诊断治疗指南》儿童 LN 临床表现分为以下 7 种类型:①孤立性血尿和/或蛋白尿型;②急性肾炎型;③肾病综合征型;④急进性肾炎型;⑤慢性肾炎型;⑥肾小管间质损害型;⑦亚临床型:SLE 患者无肾损害临床表现,但存在轻重不一的肾病理损害。

(二)LN 的全身性表现

可表现为发热、皮肤黏膜症状、关节症状、肌肉骨骼症状、多发性浆膜炎、血液系统和心血管系统损害、肝脏、肺脏、中枢神经系统症状等,甚至出现急性危及生命的狼疮危象。其他临床表现可见眼部病变,如眼底静脉迂曲扩张、视盘萎缩,典型的眼底改变是棉绒斑,还可见巩膜炎、虹膜炎等。

四、诊断与鉴别诊断

LN 诊断标准:根据中华医学会儿科学分会肾脏病学组 2010 年制定的《狼疮

性肾炎的诊断治疗指南》,SLE 患儿有下列任一项肾受累表现者即可诊断为LN。①尿蛋白检查满足以下任一项者:1 周内 3 次尿蛋白定性检查阳性;或24 小时尿蛋白定量＞150 mg;或 1 周内 3 次尿微量清蛋白高于正常值;②离心尿每高倍镜视(HPF)RBC＞5 个;③肾功能异常(包括肾小球和/或肾小管功能);④肾活检异常。

SLE 的临床表现多种多样,临床误诊率较高,尤其是临床表现不典型和早期SLE,诊断时应注意与原发性肾小球疾病、感染性疾病、慢性活动性肝炎、特发性血小板减少性紫癜等相鉴别。

五、治疗

LN 的治疗较为复杂,应按照肾脏病理类型进行相应的治疗。治疗的早晚、是否正确用药及疗程的选择是决定 LN 疗效的关键。

(一)治疗原则

(1)伴有肾损害症状者,应尽早行肾活检,以利于依据不同肾脏病理特点制订治疗方案。

(2)积极控制 SLE/LN 的活动性。

(3)坚持长期、正规、合理的药物治疗,并加强随访。

(4)尽可能减少药物毒副作用,切记不要以生命的代价去追求药物治疗的完全缓解。

(二)一般对症治疗

一般对症治疗包括疾病活动期卧床休息,注意营养,避免日晒,防治感染,避免使用引起肾损害和能够诱发本病的药物。不做预防注射。

所有 LN 均用用羟氯喹(HCQ)为基础治疗。HCQ 一般剂量 4~6 mg/(kg·d),最大剂量6.5 mg/(kg·d),对于眼科检查正常的患者通常是安全的;对于 GFR＜30 mL/min 的患者有必要调整剂量。

(三)LN 的治疗

根据我国儿童《狼疮性肾炎的诊断治疗指南》按照病理分型治疗。

1.Ⅰ、Ⅱ型

一般认为,伴有肾外症状者,予 SLE 常规治疗;儿童患者只要存在蛋白尿,应加用泼尼松治疗,并按临床活动程度调整剂量和疗程。

2.Ⅲ型

轻微局灶增生性肾小球肾炎的治疗,可予泼尼松治疗,并按临床活动程度调整剂量和疗程;肾损症状重、明显增生性病变者,参照Ⅳ型治疗。

3.Ⅳ型

该型为 LN 病理改变中最常见、预后最差的类型。指南推荐激素加用免疫抑制剂联合治疗。治疗分诱导缓解和维持治疗两个阶段。

诱导缓解阶段:共 6 个月,首选激素＋CTX 冲击治疗。泼尼松 1.5～2.0 mg/(kg·d),6～8 周,根据治疗反应缓慢减量。CTX 静脉冲击有 2 种方法可选择:①1 次 500～750 mg/m²,每月 1 次,共6 次;②8～12 mg/(kg·d),每2 周连用2 天,总剂量 150 mg/kg。肾脏增生病变显著时需给予环磷酰胺冲击联合甲泼尼龙冲击。甲泼尼龙冲击 15～30 mg/(kg·d),最大剂量不超过1 g/d,3 天为1 个疗程,根据病情可间隔 3～5 天重复 1～2 个疗程。MMF 可作为诱导缓解治疗时 CTX 的替代药物,在不能耐受 CTX 治疗、病情反复或 CTX 治疗无效情况下,可换用 MMF,指南推荐儿童 MMF 剂量 20～30 mg/(kg·d)。CTX 诱导治疗 12 周无反应者,可考虑换用 MMF 替代 CTX。

维持治疗阶段:至少 3 年。在完成 6 个月的诱导治疗后呈完全反应者,停用 CTX,泼尼松逐渐减量至每天 5～10 mg 口服,维持至少 2 年;在最后 1 次使用 CTX 后两周加用硫唑嘌呤(AZA)1.5～2 mg/(kg·d)(1 次或分次服用);或 MMF。初治 6 个月非完全反应者,继续用 CTX 每 3 个月冲击 1 次,至 LN 缓解达 1 年;近年来,MMF 在维持期的治疗受到愈来愈多的关注。MMF 可用于不能耐受 AZA 的患者,或治疗中肾损害反复者。

4.Ⅴ型

临床表现为蛋白尿者,加用环孢素或 CTX 较单独激素治疗者效果好。合并增生性病变者,按病理Ⅳ型治疗。近年有报道针对Ⅴ＋Ⅳ型患者采取泼尼松＋MMF＋FK506 的多靶点联合治疗有效,但尚需进一步的多中心 RCT 的验证。

5.Ⅵ型

具有明显肾功能不全者,予以肾替代治疗(透析或肾移植),其生存率与非狼疮性肾炎的终末期肾病患者无差异。如果同时伴有活动性病变,仍应当给予泼尼松和免疫抑制剂治疗。

(四)血浆置换和血浆免疫吸附

血浆置换能够有效降低血浆中的免疫活性物质,清除导致肾脏损伤的炎症介质,因此能够阻止和减少免疫反应,中断或减缓肾脏病理进展。对激素治疗无效或激素联合细胞毒或免疫抑制剂无效,肾功能急剧恶化者,或Ⅳ型狼疮活动期,可进行血浆置换。近年来发展的血浆免疫吸附治疗 SLE/LN 适用于:①活动性 SLE/LN 或病情急性进展者;②伴有狼疮危象者;③难治性病例或复发者;④存在多种自身免疫性抗体者;⑤因药物不良反应而停药病情仍活动者。常与激素和免疫抑制剂合用提高了疗效。

(五)抗凝治疗

LN 常呈高凝状态,可使用普通肝素 1 mg/(kg·d),加入 50～100 mL 葡萄糖溶液中静脉点滴,或低分子肝素 50～100 Axa IU/(kg·d),皮下注射;已有血栓形成者可用尿激酶20 000～60 000 U 溶于葡萄糖中静脉滴注,每天 1 次,疗程1～2 周。

(六)透析和肾移植

肾衰竭者可进行透析治疗和肾移植,但有移植肾再发 LN 的报道。

六、预后

不定期随诊、不遵循医嘱、不规范治疗和严重感染是儿童 LN 致死的重要原因。影响 LN 预后有诸多因素,若出现下列因素者提示预后不良:①儿童时期(年龄≤15 岁)发病;②合并有大量蛋白尿;③合并有高血压;④血肌酐明显升高,≥120 μmol/L;⑤狼疮肾炎活性指数≥12 和/或慢性损害指数≥4;⑥病理类型为Ⅳ型或Ⅵ型。

第四节　紫癜性肾炎

过敏性紫癜(Henoch-Schonlein purpura,HSP)是一种以皮肤紫癜、出血性胃肠炎、关节炎及肾脏损害为特征的综合征,基本病变是全身弥漫性坏死性小血管炎。伴肾脏损害者称为紫癜性肾炎(Henoch-Schonlein purpura nephritis,HSPN)。本病好发于儿童,据国内儿科报道,HSPN 占儿科住院泌尿系统疾病8%,仅次于急性肾炎和原发性肾病综合征而居第三位。男女儿童均可发病,男:女约 1.6：1。平均发病年龄 9.0±2.8 岁,90% 以上患儿年龄在 5～13 岁。四季均有发病,9月至次年 3 月为发病高峰季节,发病率占全年发病的 80% 以上。农村患儿和城市患儿发病率无差别。

一、病因与发病机制

(一)病因

1.感染

HSP 发生多继发于上呼吸道感染。

2.疫苗接种

某些疫苗接种如流感疫苗、乙肝疫苗、狂犬疫苗、流脑疫苗、白喉疫苗、麻疹疫苗也可能诱发 HSP,但尚需可靠研究证据证实。

3.食物和药物因素

有个案报道某些药物的使用也能触发 HSP 发生。目前尚无明确证据证明食物过敏是导致过敏性紫癜的原因。

4.遗传因素

HSP 存在遗传好发倾向,白种人的发病率明显高于黑种人。近年来有关遗传学方面的研究涉及的基因主要有 *HLA* 基因、家族性地中海基因、血管紧张素转换酶基因(*ACE* 基因)、甘露糖结合凝集素基因、血管内皮生长因子基因、*PAX2* 基因、*TIM-1* 等。文献报道黏附分子 P-selectin 表达增强及基因多态性可能与 HSP 发病相关,P-selectin 基因启动子-2123 多态性可能与儿童 HSP 发病相关。

(二)发病机制

1.HSPN 与免疫

HSPN 患儿的免疫学紊乱十分复杂,包括免疫细胞(如巨噬细胞、淋巴细胞、嗜酸性粒细胞)和免疫分子(如免疫球蛋白、补体、细胞因子、黏附分子、趋化因子)的异常,它们在 HSPN 的发病机制中起着关键的作用。

2.凝血与纤溶

20 世纪 90 年代后,对凝血与纤溶过程在 HSPN 发病中的作用的探讨,更多的关注在交联纤维蛋白(cross-linked fibrin,xFb)。xFb 主要沉积于内皮细胞和系膜区,与系膜及内皮损伤有关。

3.遗传学基础

本病非遗传性疾病,但存在遗传好发倾向。①*C4* 基因缺失可能直接参与 HSPN 发病;②*IL-1ra* 基因型——*IL-1RN*＊2 等位基因的高携带率,使机体不能有效拮抗 IL-1 致炎作用可能是 HSPN 发病机制中非常重要的因素之一。

二、病理改变与分级

(一)常见病理改变

HSPN 病理特征以肾小球系膜增生,系膜区 IgA 沉积及上皮细胞新月体形成为主,可见到各种类型的肾损害。

光镜:肾小球系膜细胞增生病变,可伴内皮细胞和上皮细胞增生,新月体形成,系膜区炎性细胞浸润,肾小球纤维化,还可见局灶性肾小球坏死甚至硬化。间质可出现肾小管萎缩,间质炎性细胞浸润,间质纤维化等改变。

免疫荧光:系膜区和肾小球毛细血管襻有 IgA,IgG,C3 备解素和纤维蛋白原呈颗粒状沉积。

电镜:系膜区有不同程度增生,系膜区和内皮下有电子致密物沉积。

(二)病理分级标准

1975 年国际儿童肾脏病研究中心(ISKDC)按肾组织病理检查将其分为六级。Ⅰ级:轻微肾小球异常;Ⅱ级:单纯系膜增生;Ⅲ级:系膜增生伴＜肾小球50％新月体形成;Ⅳ级:系膜增生伴 50％～75％肾小球新月体形成;Ⅴ级:系膜增生伴＞肾小球 75％新月体形成;Ⅵ级:膜增生性肾小球肾炎。其中Ⅱ～Ⅴ级又根据系膜病变的范围程度分为局灶性、弥漫性。

三、临床表现

(一)肾脏症状

HSPN 主要表现为血尿,蛋白尿,亦可出现高血压,水肿,氮质血症甚至急性肾衰竭。肾脏症状可出现于 HSPN 的整个病程,但多发生在紫癜后 2～4 周内,个别病例出现于 HSP 6 个月后,故尿常规追踪检查是及时发现肾脏损害的重要手段。目前,对肾损害较一致的看法是即使尿常规正常,肾组织学已有改变。个别紫癜性肾炎患者,尿常规无异常发现,只表现为肾功能减退。

中华医学会儿科学分会肾脏病学组 2009 年发布的儿童紫癜性肾炎的诊治循证指南将 HSPN 临床分型为:①孤立性血尿型;②孤立性蛋白尿型;③血尿和蛋白尿型;④急性肾炎型;⑤肾病综合征型;⑥急进性肾炎型;⑦慢性肾炎型。临床上以①型、②型、③型多见。

(二)肾外症状

典型的皮肤紫癜,胃肠道表现(腹痛,便血和呕吐)及关节症状为 HSPN 肾外的三大主要症状,其他如神经系统,生殖系统,呼吸循环系统也可受累,甚至发生严重的并发症,如急性胰腺炎、肺出血、肠梗阻、肠穿孔等。

四、实验室检查

(一)血常规

白细胞计数正常或轻度增高,中性粒细胞或嗜酸性粒细胞比例增多。

(二)尿常规

可有血尿、蛋白尿、管型尿。

(三)凝血功能检查

正常,可与血液病致紫癜相鉴别。

(四)毛细血管脆性实验

急性期毛细血管脆性实验阳性。

(五)血沉、血清 IgA 及冷球蛋白

血沉增快,血清 IgA 和冷球蛋白含量增加。但血清 IgA 增高对本病诊断无特异性。

(六)补体

血清 C3、C1q、备解素多正常。

(七)肾功能

多正常,严重病例可有肌酐清除率降低和 BUN、血 Cr 增高。

(八)血生化

表现为肾病综合征者,有血清蛋白降低和胆固醇增高。

(九)皮肤活检

无论在皮疹部或非皮疹部位,免疫荧光检查均可见毛细血管壁有 IgA 沉积。此点也有助于和除 IgA 肾病外的其他肾炎作鉴别。

(十)肾穿刺活检

肾穿刺活组织检查有助于本病的诊断,也有助于明了病变严重度和评估预后。

五、诊断与鉴别诊断

(一)诊断标准

2009 年中华医学会儿科学分会肾脏病学组制定的儿童紫癜性肾炎的诊治

循证指南中诊断标准为:在 HSP 病程 6 个月内,出现血尿和/或蛋白尿诊断为 HSPN。其中血尿和蛋白尿的诊断标准分别为:血尿——肉眼血尿或镜下血尿;蛋白尿——满足以下任一项者:①1 周内 3 次尿常规蛋白阳性;②24 小时尿蛋白定量>150 mg;③1 周内 3 次尿微量清蛋白高于正常值。极少部分患儿在 HSP 急性病程 6 个月后,再次出现紫癜复发,同时首次出现血尿和/或蛋白尿者,应争取进行肾活检,如为 IgA 系膜内沉积为主的系膜增生性肾小球肾炎,则亦应诊断为 HSPN。

(二)鉴别诊断

HSPN 应与原发性 IgA 肾病、急性肾炎、Goodpasture 综合征、LN 及多动脉炎等鉴别。

六、治疗

(一)一般治疗

急性期有发热、消化道和关节症状显著者,应注意休息,进行对症治疗。

1.饮食控制

目前尚无明确证据证明食物过敏是导致 HSP 的病因,故仅在 HSP 胃肠道损害时需注意控制饮食,以免加重胃肠道症状。HSP 腹痛患儿若进食可能会加剧症状,但是大部分轻症患儿可以进食少量少渣易消化食物。呕血严重及便血者,应暂禁食,给予止血、补液等治疗。严重腹痛或呕吐者可能需要营养要素饮食或肠外营养支持。

2.抗感染治疗

有明确的感染或病灶时应选用敏感的抗生素,但应尽量避免盲目的预防性用抗生素。

(二)肾损害的治疗

根据中华医学会儿科学分会肾脏病学组制定的儿童紫癜性肾炎的诊治循证指南。

1.孤立性血尿或病理Ⅰ级

仅对过敏性紫癜进行相应治疗。应密切监测患儿病情变化,建议至少随访 5 年。

2.孤立性蛋白尿、血尿和蛋白尿或病理Ⅱa 级

建议使用血管紧张素转换酶抑制剂(ACEI)和/或血管紧张素受体阻滞剂

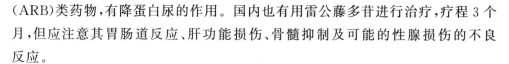

(ARB)类药物,有降蛋白尿的作用。国内也有用雷公藤多苷进行治疗,疗程 3 个月,但应注意其胃肠道反应、肝功能损伤、骨髓抑制及可能的性腺损伤的不良反应。

3.非肾病水平蛋白尿或病理Ⅱb、Ⅲa级

用雷公藤多苷疗程3~6个月。也可激素联合免疫抑制剂治疗,如激素联合环磷酰胺治疗、联合环孢素 A 治疗。

4.肾病水平蛋白尿、肾病综合征或病理Ⅲb、Ⅳ级

该组患儿临床症状及病理损伤均较重,现多采用激素联合免疫抑制剂治疗,其中疗效最为肯定的是激素联合环磷酰胺治疗。若临床症状较重、病理呈弥漫性病变或伴有新月体形成者,首选激素联合环磷酰胺冲击治疗,当环磷酰胺治疗效果欠佳或患儿不能耐受环磷酰胺时。可更换其他免疫抑制剂。

5.急进性肾炎或病理Ⅳ、Ⅴ级

这类患儿临床症状严重、病情进展较快,现多采用三至四联疗法,常用方案为:甲泼尼龙冲击治疗1~2个疗程后口服泼尼松＋环磷酰胺(或其他免疫抑制剂)＋肝素＋双嘧达莫。亦有甲泼尼龙联合尿激酶冲击治疗＋口服泼尼松＋环磷酰胺＋华法林＋双嘧达莫治疗。

(三)肾外症状的治疗

1.关节症状治疗

关节痛患儿通常应用非甾体抗炎药能很快止痛。口服泼尼松($1\ mg/kg\cdot d$,2 周后减量)可降低 HSP 关节炎患儿关节疼痛程度及疼痛持续时间。

2.胃肠道症状治疗

激素治疗可较快缓解急性 HSP 的胃肠道症状,缩短腹痛持续时间。腹痛明显时需要严密监测患儿出血情况(如呕血、黑便或血便),必要时需行内镜检查。严重胃肠道血管炎,应用丙种球蛋白、甲泼尼龙静脉滴注及血浆置换或联合治疗均有效。

3.急性胰腺炎的治疗

予对症、支持疗法,卧床休息,少蛋白低脂少渣半流质饮食,注意维持水、电解质平衡,并监测尿量和肾功能。

4.肺出血的治疗

应在强有力支持疗法的基础上,排除感染后早期使用甲泼尼龙静脉冲击,并配合使用环磷酰胺或硫唑嘌呤,加强对症治疗,如贫血严重可予输血,呼吸衰竭时及早应用机械通气,并发 DIC 可按相关诊疗指南治疗。

七、预后

病理类型与预后有关,病理改变中新月体<50%者,预后好,仅 5% 发生肾衰竭,而新月体>50%者,约 30% 发生肾衰竭,而新月体超过 75%者发生肾衰竭。按 ISKDC 分类法Ⅱ级、Ⅲa 级预后较好,Ⅲb、Ⅳ及Ⅴ级的预后差。且肾小管间质改变严重者预后差,电镜下见电子致密物沉积在上皮下者预后差。对 HSPN 患儿应加强随访,病程中出现尿检异常的患儿则应延长随访时间,建议至少随访 5 年。

第七章

内分泌系统疾病

第一节 糖 尿 病

糖尿病(DM)是由于胰岛素绝对或相对缺乏所造成的糖、脂肪、蛋白质代谢紊乱,致使血糖增高、尿糖增加的一种疾病。糖尿病可分为 1 型、2 型和其他类型糖尿病,儿童糖尿病大多为 1 型。

一、病因及发病机制

(一)病因

1 型糖尿病的发病机制目前尚未完全阐明,认为与遗传、自身免疫反应及环境因素等有关。其中,环境因素可能有病毒感染(风疹病毒、腮腺炎病毒、柯萨奇病毒)、化学毒素(如亚硝铵)、饮食(如牛奶)、胰腺遭到缺血损伤等因素的触发。机体在遗传易感性的基础上,病毒感染或其他因子触发易感者产生由细胞和体液免疫都参与的自身免疫过程,最终破坏了胰岛 G 细胞,使胰岛分泌胰岛素的功能降低以致衰竭。

(二)发病机制

人体中有 6 种涉及能量代谢的激素:胰岛素、胰高糖素、肾上腺素、去甲肾上腺素、皮质醇和生长激素。胰岛素是其中唯一降低血糖的激素(促进能量储存),其他 5 种激素在饥饿状态时均可升高血糖,为反调节激素。1 型糖尿病患儿 β 细胞被破坏,致使胰岛素分泌不足或完全丧失,是造成代谢紊乱的主要原因。

胰岛素能够促进糖的利用,促进蛋白质、脂肪合成,抑制肝糖原和脂肪分解等。当胰岛素分泌不足时,葡萄糖的利用量减少,而增高的胰高糖素、生长激素

127

和氢化可的松等又促进肝糖原分解和糖异生作用,脂肪和蛋白质分解加速,使血液中的葡萄糖增高,当血糖浓度超过肾糖阈值时(10 mmol/L)导致渗透性利尿,引起多尿,可造成电解质紊乱和慢性脱水;作为代偿,患儿渴感增加,导致多饮;同时由于组织不能利用葡萄糖,能量不足而使机体乏力、软弱,易产生饥饿感,引起多食;同时由于蛋白质合成减少,体重下降,生长发育延迟和抵抗力降低,易继发感染。胰岛素不足和反调节激素增高促进了脂肪分解,使血中脂肪酸增高,机体通过脂肪酸供能来弥补不能有效利用葡萄糖产生能量,而过多的游离脂肪酸在体内代谢,导致乙酰乙酸、β-羟丁酸和丙酮酸等在体内堆积,形成酮症酸中毒。

二、临床表现

(一)儿童糖尿病特点

起病较急剧,部分患儿起病缓慢,表现为精神不振、疲乏无力、体重逐渐减轻等。多数患儿表现为多尿、多饮、多食和体重下降等"三多一少"的典型症状。学龄儿可因遗尿或夜尿增多而就诊。

约有 40%患儿首次就诊即表现为糖尿病酮症酸中毒,常由于急性感染、过食、诊断延误或突然中断胰岛素治疗等而诱发,且年龄越小者发生率越高。表现为恶心、呕吐、腹痛、食欲缺乏等胃肠道症状及脱水和酸中毒症状:皮肤黏膜干燥,呼吸深长,呼吸中有酮味(烂苹果味),脉搏细速,血压下降,随即可出现嗜睡、昏迷甚至死亡。

(二)婴幼儿糖尿病特点

遗尿或夜尿增多,多饮多尿不易被察觉,很快发生脱水和酮症酸中毒。

三、辅助检查

(一)尿液检查

尿糖阳性,通过尿糖试纸的呈色强度或尿常规检查可粗略估计血糖水平;尿酮体阳性提示有酮症酸中毒;尿蛋白阳性提示可能有肾脏的继发损害。

(二)血糖

空腹全血或血浆血糖分别≥6.7 mmol/L、≥7.8 mmol/L。1 天内任意时刻(非空腹)血糖≥11.1 mmol/L。

(三)糖耐量试验

本试验适用于空腹血糖正常或正常高限,餐后血糖高于正常而尿糖偶尔阳性的患儿。试验方法:试验前避免剧烈运动、精神紧张,停服氢氯噻嗪、水杨酸等影响糖代谢的药物,试验当天自 0 时起禁食;清晨按 1.75 g/kg 口服葡萄糖,最大量不超过 75 g,每克加温水 2.5 mL,于 3～5 分钟内服完;喝糖水时的速度不宜过快,以免引起恶心、呕吐等胃肠道症状;在口服前(0 分钟)和服后 60 分钟、120 分钟、180 分钟各采血测定血糖和胰岛素含量。结果判定见表 7-1。

表 7-1 糖耐量试验结果判定

	0 分钟	60 分钟	120 分钟
正常人	<6.2 mmol/L	<10 mmol/L	<7.8 mmol/L
糖尿病患儿	>6.2 mmol/L	—	>11 mmol/L

(四)糖化血红蛋白(HbA1c)检测

该指标反映患儿抽血前 2～3 个月血糖的总体水平。糖尿病患儿此指标明显高于正常(正常人<7%)。

(五)血气分析

pH<7.30,HCO_3<15 mmol/L 时证实患儿存在代谢性酸中毒。

(六)其他

胆固醇、甘油三酯及游离脂肪酸均增高,胰岛细胞抗体可呈阳性。

四、诊断

典型病例根据"三多一少"症状,结合尿糖阳性,空腹血糖≥7.0 mmol/L 即可诊断。糖化血红蛋白等测定有助于诊断。

五、鉴别诊断

(一)婴儿暂时性糖尿病

病因不明。多数在出生后 6 周左右发病。表现为发热、呕吐、体重不增、脱水等症状。血糖升高,尿糖和酮体阳性。经补液等一般处理后即可恢复。

(二)非糖尿病性葡萄糖尿症

Fanconi 综合征、肾小管酸中毒等患儿都可发生糖尿,鉴别主要靠空腹血糖测定,肾功能检查,必要时行糖耐量试验。

(三)与酮症酸中毒昏迷相鉴别的疾病

如重度脱水、低血糖、某些毒物的中毒等。可根据原发病及病史鉴别。

六、治疗

(一)治疗原则与目标

治疗原则与目标：①消除糖尿病症状；②防止酮症酸中毒、避免低血糖；③保证患儿正常生长发育和青春期发育，防止肥胖；④早期诊断与预防急性并发症，避免和延缓慢性并发症的发生和发展；⑤长期、系统管理和教育，包括胰岛素的应用、计划饮食、身体锻炼和心理治疗，并使患儿和家属学会自我管理，保持健康心理，保证合理的学习生活能力。

(二)胰岛素的应用

1 型糖尿病患儿必须终身使用胰岛素治疗。

1.常用制剂及用法

有短效的正规胰岛素(RI)，中效的珠蛋白胰岛素(NPH)和长效的鱼精蛋白锌胰岛素(PZI)3 类制剂。PZI 在儿童中很少单独使用。

应用方法。初始用法：①短效胰岛素(RI)初剂量 0.5～1.0 U/(kg・d)，年龄 ＜3 岁用0.25 U/(kg・d)，分 3～4 次，于早、中、晚餐前 30 分钟及睡前皮下注射(睡前最好用 NPH)；②NPH 与 RI 混合(NPH 占 60%，RI 占 40%)在早餐前 30 分钟分 2 次注射，早餐前注射总量的2/3，晚餐前用 1/3。根据尿糖定性，每 2～3 天调整剂量 1 次，直至尿糖定性不超过＋＋。每次调整2～4个单位为宜。也有人主张年幼儿使用每天 2 次的方法，年长儿每天注射 3～4 次。

2.胰岛素笔

为普通注射器的改良，用喷嘴压力和极细的针头将胰岛素推入皮下，操作简便，注射剂量准确。

3.胰岛素泵

胰岛素泵即人工胰岛，通过模拟正常人胰岛 β 细胞，按照不同的速度向体内持续释放胰岛素，适用于血糖波动较大、分次胰岛素注射不易控制者。

4.胰岛素治疗中易发生的问题

(1)注射部位萎缩：由于反复在同一部位注射所致，影响胰岛素的治疗效果。应选用双上臂前外侧、双下肢大腿前外侧、脐两侧和臀部轮换注射，每针间距 2 cm，1 个月内不应在同一部位重复注射。

(2)低-高血糖反应(Somogyi 现象)：由于慢性胰岛素过量，夜间低血糖后引发的高血糖现象。此时应逐步减少胰岛素用量使血糖稳定。

(3)黎明现象：是一种在早晨 5～9 时空腹血糖升高，而无夜间低血糖发生的情况,为晚间胰岛素用量不足所致。可加大晚间胰岛素剂量或将 NPH 注射时间稍往后移即可。

(4)低血糖:胰岛素用量过大,或使用胰岛素后未按时进食,或剧烈运动后,均易发生低血糖。久病者肾上腺素分泌反应延迟,也是易发生低血糖的因素。严重的低血糖很危险,可造成永久性脑组织损伤,如不及时抢救,可危及生命。一旦发生,立即给予葡萄糖口服或静脉注射。

(三)饮食管理

合理的饮食是治疗糖尿病的重要环节之一,在制订饮食计划时,既要使血糖控制在正常范围,又要满足小儿生长发育的需要。每天所需热量(kcal)为 1 000+(年龄×80~100)。饮食供热量按蛋白质占15%~20%,碳水化合物占 50%~55%,脂肪占 30%。蛋白质宜选用动物蛋白,脂肪应以植物油为主,碳水化合物最好以米饭为主。全天热量分 3 餐供应,分别占 1/5、2/5、2/5,并由每餐中留少量食物作为餐间点心。

(四)运动疗法

胰岛素注射、计划饮食和运动锻炼被称为糖尿病治疗的三要素。运动可使热量平稳并控制体重,减少冠心病的发生。但糖尿病患儿必须在血糖得到控制后才能参加运动,运动应安排在胰岛素注射及进餐后 2 小时之间,防止发生低血糖。若发生视网膜病变时应避免头部剧烈运动,以防发生视网膜出血。

(五)糖尿病的长期管理和监控

由于本病需要终身饮食控制和注射胰岛素,给患儿带来各种压力和心理负担,因此医务人员应介绍有关知识,定期讲座,帮助患儿树立信心,使其坚持有规律的治疗和生活。国内有举办糖尿病夏令营的经验,证实这种活动有助于患儿身心的康复。

对患儿的监控内容主要包括以下几项。

1.建立病历

定期复诊,做好家庭治疗记录。

2.监控内容和时间

监控内容和时间如下。①血糖或尿糖和尿酮体:尿糖应每天查 4 次(三餐前和睡前,至少2 次),每周 1 次凌晨 2~3 点钟的血糖。无血糖仪者测尿糖同时测酮体。定期测 24 小时尿糖,至少每年 1 次。②糖化血红蛋白:每 2~3 个月 1 次,1 年至少 6 次。③尿微量清蛋白:病情稳定后 2~3 个月或每年 1~2 次。④血脂:最好每半年 1 次,包括总胆固醇、甘油三酯、HDL、LDL、VLDL。⑤体格检查:每次复诊均应测量血压、身高、体重和青春期发育状况。⑥眼底:病程 5 年以上或青春期患者每年 1 次。

3.控制监测

主要目的是使患儿维持尿糖定性在(＋)～(－);尿酮体(－),24 小时尿糖 ≤5 g;保证小儿正常生长发育,并早期发现并发症。予及时处理:关于血糖的监测见表 7-2。

表 7-2　糖尿病患儿血糖控制监测

项目	理想	良好	差	需调整治疗
空腹血糖(mmol/L)	3.6～6.1	4.0～7.0	>8	>9
餐后 2 小时血糖(mmol/L)	4.0～7.0	5.0～11.0	11.1～14.0	>14
凌晨 2～4 时血糖(mmol/L)	3.6～6.0	≥3.6	<3.0 或>9	>9
糖化血红蛋白(%)	<6.05	<7.6	7.9～9.0	>9.0

(六)移植治疗

1.胰腺移植

多采用节段移植或全胰腺移植,文献报道 1 年成活率可达 80%,肾、胰腺联合移植成活率更高。

2.胰岛移植

采用人或猪胚胎胰岛细胞,可通过门静脉或肾被膜下移植于 IDDM 患者,移植后的胰岛细胞可以生存数月,可停止或减少胰岛素用量。

(七)酮症酸中毒的治疗

原则为纠正脱水,控制高血糖,纠正电解质紊乱和酸碱失衡;消除诱因,防治并发症。

酮症酸中毒是引起儿童糖尿病急症死亡的主要原因。主要治疗措施是补充液体和电解质、胰岛素治疗和重要并发症的处理。

1.液体和电解质的补充

治疗酮症酸中毒最重要的是扩充血容量以恢复心血管功能和排尿。纠正丢失的液体按100 mL/kg计算,输液开始的第一小时,按 20 mL/kg 输入 0.9%氯化钠溶液,在第 2～3 小时,输入0.45%氯化钠溶液,按10 mL/kg 静脉滴注。当血糖 <17 mmol/L时用含有 0.2%氯化钠的 5%葡萄糖液静脉滴注,治疗最初 12 小时内补充丢失液体总量的 50%～60%,以后的 24 小时内补充继续丢失量和生理需

要量。

钾的补充:在患儿开始排尿后应立即在输入液体中加入氯化钾做静脉滴注,其浓度为0.1％～0.3％。一般按每天 2～3 mmol/kg(150～225 mg/kg)补给。

纠正酸中毒:碳酸氢钠不宜常规使用,仅在血 pH<7.1、HCO_3^-<12 mmol/L时,按2 mmol/kg给予1.4％碳酸氢钠溶液静脉滴注,当 pH≥7.2 时即停用。

2.胰岛素治疗

现多数采用小剂量胰岛素静脉滴注,正规胰岛素(RI)最初剂量 0.1 U/kg 静脉注射,继之持续滴注0.1 U/(kg·h),即将正规胰岛素 25 U 加入等渗盐水 250 mL中输入。当血糖<17 mmol/L时,改输含0.2％氯化钠的 5％葡萄糖液,RI 改为皮下注射,每次 0.25～0.5 U/kg,每4～6小时 1 次,根据血糖浓度调整胰岛素用量。

第二节　生长激素缺乏症

生长激素缺乏症(GHD)又称垂体性侏儒症,是由于垂体前叶合成和分泌的生长激素部分或完全缺乏,或由于生长激素分子结构异常、受体缺陷等所致的生长发育障碍性疾病,其身高低于同年龄、同性别正常健康儿童生长曲线第 3 百分位数以下或低于正常儿两个标准差。

一、病因及发病机制

(一)病因

生长激素缺乏症是由于生长激素分泌不足所致,其原因如下。

1.原发性(特发性)

占绝大多数:①遗传因素,约有 5％生长激素缺乏症患儿由遗传因素造成;②特发性下丘脑、垂体功能障碍,下丘脑、垂体无明显病灶,但分泌功能不足;③发育异常:垂体不发育或发育异常。

2.继发性(器质性)

继发于下丘脑、垂体或其他颅内肿瘤、感染、放射性损伤、头颅外伤、细胞浸润等病变,其中产伤是国内生长激素缺乏症的最主要原因,这些病变侵及下丘脑或垂体前叶时都可引起生长迟缓。

3.暂时性

体质性青春期生长延迟、社会心理性生长抑制、原发性甲状腺功能减退等均可造成暂时性生长激素分泌不足，当不良刺激消除或原发疾病治疗后，这种功能障碍即可恢复。

(二)发病机制

生长激素由垂体前叶细胞合成和分泌，其释放受下丘脑分泌的生长激素释放激素(GHRH)和生长激素释放抑制激素(GHRIH)的调节，前者刺激垂体释放生长激素，后者则对生长激素的合成和分泌有抑制作用。垂体在这两种激素的交互作用下以脉冲方式释放生长激素。儿童时期每天生长激素的分泌量超过成人，在青春发育期更为明显。

生长激素的基本功能是促进生长。人体各种组织细胞增大和增殖，骨骼、肌肉和各系统器官生长发育都有赖于生长激素的作用。当生长激素缺乏时，患儿表现出身材矮小。

二、临床表现

(一)原发性生长激素缺乏症

1.身材矮小

出生时身高和体重都正常，1~2岁后呈现生长缓慢，身高增长速度每年<4 cm，故随着年龄增长，其身高明显低于同龄儿。患儿头颅圆形，面容幼稚，脸圆胖，皮肤细腻，头发纤细，下颌和颏部发育不良。患儿虽然身材矮小，但身体各部比例正常，体形匀称，与实际年龄相符。

2.骨成熟延迟

出牙及囟门闭合延迟，恒齿排列不整，骨化中心发育迟缓，骨龄小于实际年龄2岁以上。

3.伴随症状

生长激素缺乏症患儿可同时伴有一种或多种其他垂体激素的缺乏，从而出现相应伴随症状。若伴有促肾上腺皮质激素缺乏容易发生低血糖；若伴有促甲状腺激素缺乏可有食欲缺乏、不爱活动等轻度甲状腺功能低下的症状；若伴有促性腺激素缺乏，性腺发育不全，到青春期仍无性器官发育和第二性征，男孩出现小阴茎(拉直的阴茎长度<2.5 cm)，睾丸细小，多伴有隐睾症，女孩表现为原发性闭经、乳房不发育。

(二)继发性生长激素缺乏症

可发生于任何年龄,发病后生长发育开始减慢。因颅内肿瘤引起者多有头痛、呕吐等颅内高压和视神经受压迫等症状和体征。

三、辅助检查

(一)生长激素刺激试验

生长激素缺乏症的诊断依靠生长激素测定。正常人血清生长激素值很低且呈脉冲式分泌,受各种因素的影响,因此随意取血测血生长激素对诊断没有意义,须做测定反映生长激素分泌功能的试验。

1.生理性试验

运动试验、睡眠试验。可用于对可疑患儿的筛查。

2.药物刺激试验

所用药物包括胰岛素、精氨酸、可乐定、左旋多巴。由于各种生长激素刺激试验均存在一定局限性,所以必须 2 种以上药物刺激试验结果都不正常时,才可确诊为生长激素缺乏症。一般多选择胰岛素加可乐定或左旋多巴试验。对于年龄较小的儿童,特别注意有无低血糖症状,以防引起低血糖惊厥等反应。

(二)其他检查

1.X 线检查

常用左手腕掌指骨片评定骨龄。生长激素缺乏症患儿骨龄落后于实际年龄 2 岁或 2 岁以上。

2.CT 或 MRI 检查

对已确诊为生长激素缺乏症的患儿,根据需要选择此项检查,以了解下丘脑和垂体有无器质性病变,尤其对肿瘤有重要意义。

四、诊断要点

(1)身材矮小:低于同年龄、同性别正常健康儿生长曲线第 3 百分位以下或低于 2 个标准差($-2SD$)。

(2)学龄期年生长速率<5 cm。

(3)骨龄延迟,一般低于实际年龄 2 岁以上。

(4)生长激素激发实验峰值<10 $\mu g/L$。

(5)综合分析:了解母孕期情况、出生史、喂养史、疾病史,结合体格检查和实验室检查结果综合判断。

五、鉴别诊断

(一)家族性矮身材

父母身高均矮,小儿身高在第3百分位数左右,但骨龄与年龄相称,智力和性发育均正常。父母中常有相似的既往史。

(二)体质性青春期延迟

男孩多见,有遗传倾向。2～3岁时身高低矮,3岁后生长速度又恢复至每年≥5 cm。生长激素正常,骨龄落后,骨龄和身高一致。青春期发育延迟3～5年,但最终达正常成人身高。

(三)宫内生长迟缓

出生时身高、体重均低于同胎龄儿第10百分位,约8%患儿达不到正常成人身高。

(四)内分泌疾病及染色体异常

甲状腺功能低下、21-三体综合征、Turner综合征等均有身材矮小,根据特殊体态、面容可做出诊断。

(五)全身性疾病

全身性疾病包括心、肝、肾疾病,重度营养不良,慢性感染,长期精神压抑等导致身材矮小者,可通过病史、全面查体及相应的实验室检查做出诊断。

六、治疗

(一)生长激素替代治疗

目前广泛使用基因重组人生长激素(r-hGH),每天0.1 U/kg,每晚睡前皮下注射。治疗后身高和骨龄均衡增长,其最终身高与开始治疗的年龄有关,治疗愈早效果愈好。治疗后第1年效果最显著,以后疗效稍有下降。生长激素可持续使用至骨骺融合,骨骺闭合后禁用。治疗过程中,应密切观察甲状腺功能,若血清甲状腺素低于正常,应及时补充甲状腺激素。

(二)合成代谢激素

可增加蛋白合成,促进身高增长。可选用氧甲氢龙、氟甲睾酮或苯丙酸诺龙。由于此类药可促使骨骺提前融合,反而影响最终身高,故应谨慎使用。疗程不能长于6个月。

（三）性激素

同时伴有性腺轴功能障碍的患儿在骨龄达 12 岁时可开始用性激素治疗，促进第二性征发育。男孩用长效庚酸睾酮，女孩用妊马雌酮（一种天然合成型雌激素）。

（四）可乐定

可乐定为一种 α 肾上腺素受体兴奋剂，可促使 GHRH 分泌，使生长激素分泌增加。剂量为每天75～150 μg/m²，每晚睡前服用，3～6 个月为 1 个疗程。

（五）左旋多巴

可刺激垂体分泌生长激素。剂量为每天 10 mg/kg，早晚各 1 次。

（六）其他

适当使用钙、锌等辅助药物。

第三节　甲状腺功能亢进症

甲状腺功能亢进症（简称甲亢）是由于甲状腺激素分泌过多，导致全身各系统代谢率增高的一种综合征。临床上包括两种主要病变：弥漫性甲状腺肿伴突眼者又称毒性弥漫性甲状腺肿，也称 Graves 病；另一种为甲状腺呈结节性肿大，以后继发甲亢症状，称毒性结节性甲状腺肿。目前儿童甲亢有增多趋势。

一、病因

Graves 病是一种器官特异性自身免疫性疾病，为自身免疫性甲状腺疾病中的一种。其发病与遗传有关，亲属中可有同样疾病者，且抗甲状腺抗体阳性。另外与免疫系统功能紊乱有关，在环境因素及应激等条件下，激发细胞免疫及体液免疫功能紊乱，其体内有针对甲状腺细胞上 TSH 受体的自身抗体（TRAb），TSH 受体抗体能刺激甲状腺增生，甲状腺素合成和分泌增多而导致甲亢的发生。同时在 Graves 病中还可测出甲状球蛋白抗体（TGAb）、甲状腺微粒体抗体（TMAb）及甲状腺过氧化物酶抗体（TPOAb）。另外精神刺激、情绪波动、思想负担过重及青春发育、感染等均可诱发本病。

二、临床表现

(一)症状

1.基础代谢率增高

产热多,食欲亢进,易饥饿,但体重反而下降。大便次数增多、消瘦、乏力、怕热、多汗。

2.交感神经兴奋症状

常感到心悸,两手有细微震颤,脾气急躁,心率加快,心音亢进,可伴有心律失常。

3.眼球突出

多数为轻、中度突眼,恶性突眼少见。还可伴有上眼睑退缩、眼睑不能闭合、瞬目减少、辐辏反应差,少数伴眼肌麻痹。

4.甲亢危象

常因急性感染、创伤、手术、应激及不恰当停药而诱发。起病突然且急剧进展,表现为高热、大汗淋漓、心动过速、频繁呕吐及腹泻,严重者可出现谵妄、昏迷。常死于休克、心肺功能衰竭及电解质紊乱。

(二)体征

甲状腺肿大,多数为整个腺体弥漫性肿大、两侧对称(部分患儿甲状腺肿大可不对称)、质地中等、无结节、无疼痛,在肿大时甲状腺上可闻及血管杂音或扪及震颤。

三、诊断和鉴别诊断

(一)诊断

典型甲亢病例根据病史、症状和体征诊断并不难。如下辅助检查有助确诊。

1.甲状腺功能测定

血清甲状腺激素总 T_3(TT_3)、总 T_4(TT_4)、游离 T_3(FT_3)、游离 T_4(FT_4)均可升高,特别是 FT_4 升高对早期诊断价值更高。TT_3 和 FT_3 升高对 T_3 型甲亢诊断有特殊意义。促甲状腺激素(TSH)水平则明显降低。

2.抗体测定

TRAb、TGAb、TMAb、TPOAb 等抗体升高,提示自身免疫引起的甲亢。

3.RH 兴奋试验

甲亢患者 TSH 无反应,少数患者反应减低。

4.其他检查

血生化可有肝功能损害。心电图提示窦性心动过速或心律失常。

5.甲状腺 B 超检查

B 超示弥漫性肿大,血流丰富。

（二）鉴别诊断

1.单纯性甲状腺肿

多发生在青春期前和青春期,女性多于男性,临床除甲状腺轻度肿大外,一般无其他临床表现。甲状腺功能检查大多正常。

2.慢性淋巴细胞性甲状腺炎

慢性淋巴细胞性甲状腺炎又称自身免疫性甲状腺炎或桥本病,临床表现多样。甲状腺功能可正常、减低或出现一过性甲亢表现。有自然发生甲状腺功能减低的趋势。甲状腺呈弥漫性增大伴质地坚韧,无结节及触痛。TGAb、TPOAb阳性,血沉增快,γ-球蛋白升高。

3.甲状腺结节及肿瘤

可通过甲状腺功能检测及甲状腺扫描和 B 超检查帮助明确甲状腺结节或肿块的性质。儿童甲状腺癌非常少见。必要时可穿刺活检助诊。

4.其他疾病所致突眼

除眼部本身疾病外,血液病(绿色瘤、黄色瘤)所致突眼应同时伴有其他骨质破坏和血常规异常。

5.心脏疾病

心肌炎、心律失常等心脏疾病可表现心动过速,但甲状腺功能正常。故心动过速者应常规检查甲状腺功能,以除外甲亢的可能。

四、治疗和预后

（一）治疗

甲亢有 3 种治疗方法,即抗甲状腺药物,甲状腺次全切除术和放射性核素^{131}I治疗,后两种方法在儿科很少应用,主要采用药物治疗。

1.一般治疗

甲亢急性期注意卧床休息,减少体力活动。加强营养,多食蛋白质、糖类食物,特别是富含维生素的新鲜蔬菜和水果。避免食用含碘高的食物,如海带、紫菜等。最好用无碘盐,若没有无碘盐,可将含碘盐热炒后去除碘再用。

2.药物治疗

(1)咪唑类:甲硫咪唑,又名他巴唑,每天 0.5～1.0 mg/kg,治疗 2～3 个月待甲状腺功能正常后须减量,逐渐减到维持量,每天 0.3～0.6 mg/kg。注意剂量个体化,以期获得最佳疗效。

(2)硫脲类衍生物:丙硫氧嘧啶每天 4～6 mg/kg,维持量每天 1～3 mg/kg。需注意以上药物的毒性作用,定期复查血常规、肝功能,遇有皮肤变态反应者,酌情更换药物。大剂量时还需注意对肝肾功能的损害。一般总疗程在 2～5 年。

(3)β受体阻滞剂:心动过速者可加用普萘洛尔治疗。

(4)甲亢危象治疗:①立即鼻饲丙硫氧嘧啶每次 200～300 mg,6 小时 1 次。②1 小时后静脉输入碘化钠每天 1～2 g。③地塞米松每次 1～2 mg,6 小时1 次。④静脉注射普萘洛尔每次 0.1 mg/kg,最大量 5 mg,每 10 小时 1 次,共 4 次。⑤肌内注射利舍平,每次 0.07 mg/kg,最大量 1 mg,必要时 4～6 小时重复。⑥高热者积极物理降温,必要时采用人工冬眠疗法、给氧。⑦纠正脱水,补充电解质,供给热量及大量维生素。⑧有感染者给予抗生素治疗。

(二)预后

本病为自身免疫性疾病,有一定自限性。儿童应用抗甲状腺药物治疗的永久缓解率报道不一,一般在 38%～60%。

第四节 先天性肾上腺皮质增生症

先天性肾上腺皮质增生症是肾上腺性征综合征中的一种。主要由于肾上腺皮质激素生物合成过程中所必需的酶的先天缺陷,致使皮质激素合成不正常,理糖激素、理盐激素不足而激素合成过程中前身物及雄激素过多,故临床上出现不同程度的肾上腺皮质功能减退,伴有女孩男性化,而男孩则表现为性早熟,此外尚可有低血钠或高血压等多种综合征。

一、病因与病理生理

正常肾上腺皮质激素的合成(见图 7-1)。在各种酶的作用下,皮质醇等的前身胆固醇转变为皮质醇、醛固酮、性激素等。本病患者由于合成以上激素的过程中有不同部位酶的缺陷,以致皮质醇、皮质酮合成减少,而在阻断部位以前的各种中间产物随之在体内堆积起来,致使肾上腺产生的雄激素明显增多。由于血中皮质醇水平降低,通过反馈抑制减弱,下丘脑促肾上腺皮质激素释放因子(CRF)和 ACTH 分泌增多,致肾上腺皮质增生,从而皮质醇的合成量得以维持生命的最低水平,但网状带也随之增生,产生大量雄激素引起男性化。由于不同酶的缺陷,如 21-羟化酶缺陷、17-羟化酶缺陷、3β-羟类固醇脱氢酶缺陷者及 20、22-碳链酶缺陷者,还可伴有低血钠。11β-羟化酶缺陷者,由于盐皮质激素过多可伴有高血压等症状。并在患者体内出现阻断部位以前各种中间代谢产物如 17α-羟孕酮、17-酮类固醇、孕三醇、17-羟孕烯醇酮、四氢化合物 S 等堆积。

　　造成肾上腺皮质激素生物合成过程中酶缺陷的根本原因,是由于控制这些酶合成的基因的缺陷。21-羟化酶缺陷型患者的发病基因位于第 6 号染色体短臂 HLA-B 位点,隐匿型 21-羟化酶缺乏者及表型正常的同胞及双亲的基因亦与 HLA-B 位点紧密连锁。本病系通过常染色体隐性基因传递,在两个携带致病的基因同时存在时(纯合子)发病,仅有一个致病的基因存在时(杂合子)不发病。一个家庭成员中一般只出现同一类型的缺陷。

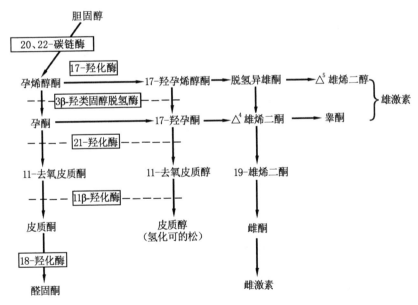

图 7-1　肾上腺皮质激素的合成途径及各种酶缺陷的影响

二、临床表现

　　本病以女孩为多见,男性与女性之比约为 1∶4。由于酶缺陷的部位和缺陷的严重程度不同,临床上本病分为 6 种类型。较多见的为 21-羟化酶缺陷(占患者总数的 90％以上）和 11β-羟化酶（约占患者总人数的 5％）的缺陷。其他如 17-羟化酶、3β-羟类固醇脱氨酶、18-羟化酶、20、22-碳链酶等缺陷则甚少见。本节重点介绍 21-羟化酶缺陷型及 11β-羟化酶缺陷型。

（一）21-羟化酶缺陷型

男婴出生时阴茎即较正常稍大，但往往不引人注意。失盐型男孩的典型症状是往往于出生后 2～3 周出现失盐危象，如不查电解质易被误诊。半年以后逐渐出现性早熟症状，至 4～5 岁时更为明显。主要表现为阴茎迅速增大，阴囊及前列腺增大，但睾丸相对地并不增大，与年龄相称，亦无精子形成，称为假性性早熟或称早熟巨阴症。患儿很早即出现阴毛，皮肤生痤疮，有喉结，声音变低沉，肌肉发达，体格发育过快，身长超过同年龄小儿，骨骺生长亦远远超过年龄。若未能及时诊断及正确治疗，则骨骺融合过早，至成人时体格反而矮小。智力发育一般正常。非失盐型男孩，仅出现性早熟症状。

女婴出生时可有阴蒂肥大，以后逐渐增长似男孩阴茎，但比同年龄男孩的阴茎更粗大，大阴唇似男孩阴囊但无睾丸，胚胎时期由于过量雄激素的影响，可阻止女性生殖器官的正常发育，胎儿于第 12 周时，女性外生殖器形成，尿道与阴道口分开。如 21-羟化酶缺陷为部分性，患者男性化程度较轻，则仅表现为阴蒂肥大；如 21-羟化酶的缺乏较严重，则雄激素对胚胎期性器官发育影响较早且严重，尿道与阴道不分开，均开口于尿生殖窦中，甚至可前伸达阴蒂的基底部，外观很像男孩尿道下裂。因此，其外生殖器可表现为 3 种畸形。但其内生殖器完全属于女性，故又称假两性畸形。其他男性化症状及体格发育与上述男孩患者的表现相仿。少数患病女孩在出生时可无男性表现，而在儿童期表现为过早出现阴毛及生长加速。

此外，因为 ACTH 和促黑色素细胞激素增多，患者常表现皮肤黏膜色素增深，一般说来，缺陷越严重，色素增深的发生率亦越高。在新生儿只表现乳晕发黑，外生殖器较黑，如不予治疗，则色素增深可迅速发展。

21-羟化酶缺陷型在临床上可有两种不同类型的表现。

1.单纯男性化型

症状如上述，系由于 21-羟化酶不完全缺乏，本型最多见，占患者总数的 50％以上。

2.失盐型

占本病患者总数的 1/3 左右。当 21-羟化酶缺乏时，皮质醇的前身孕酮、17α-羟孕酮等分泌过多，而醛固酮合成减少，以致远端肾小管排钠过多、排钾减少。患儿除上述男性化表现外，于出生后不久（常在出生后 2～3 周）即开始发生呕吐、厌食、不安、体重不增及严重脱水、高血钾、低血钠等电解质紊乱,出现代谢性酸中毒,如不及时治疗,可因循环衰竭而死亡。本型患者系由于21-羟化酶的缺乏较单纯男性化型更为严重,女孩于出生时已有两性畸形的外观,比较容易诊断;男孩诊断比较困难些,往往误诊为幽门狭窄或婴儿腹泻而失去治疗的机会,以致早期死亡。也有的病例并无明显脱水或周围循环衰竭症状,突然发生死亡,可能是由于高血钾引起的心脏停搏,应提高警惕。

3.晚发型(非典型型)

此型主要见于女性,其男性化症状出现晚,常于儿童期或青春期前出现男性化症状。隐匿型者阴蒂不一定肥大,但可有痤疮、多毛,无初潮或经期短,经量少,不规则。

(二)11β-羟化酶缺陷型

本型发病率较低,约占本病患者总数的5%,当11β-羟化酶缺陷时,除雄激素增多外,还产生过多的11-去氧皮质酮。临床表现与21-羟化酶缺陷型的单纯男性化型相同,但男性化程度相对地较轻。可以引起高血压,通常血压升高为中等度,有时高达(21.3～26.7/13.3～21.3 kPa)[(160～200)/(100～160) mmHg],可有高血压脑病和脑血管意外的并发症。此种高血压的特点是应用皮质激素后可使之下降,而停用后又复升。

三、诊断

本病若能早期诊断及早开始治疗,可防止两性畸形或男性性早熟的发展,患儿得以维持正常生活及生长发育。

诊断主要根据临床表现,参考家族史,对可疑病例可测定其24小时尿17-酮类固醇排出量。正常婴儿出生后3周内尿17-酮类固醇排出量较多,每天可达2.5 mg,以后减少,1岁以内<1 mg,1～4岁<2 mg,4～8岁<3 mg,青春期前<5 mg,患者可高达5～30 mg,并随年龄而增加。

当21-羟化酶缺乏时,血或唾液中17α-羟孕酮明显升高,血17α-羟孕酮往往>100 mmol/L(正常<15 mmol/L),11β-羟化酶缺乏时,尿中可出现大量的四氢化合物S,去氧皮质酮亦增多,而血及唾液17-羟孕酮可正常或轻度升高。

血清钾、钠、氯、二氧化碳结合力对测定失盐型患者的诊断可有参考意义。

四、鉴别诊断

(一)真两性畸形

女性患儿应注意与真两性畸形相鉴别,真两性畸形系在一人体内具有两性的生殖腺——卵巢及睾丸的组织,但发育不全,因而其雌激素、雄激素及尿 17-酮类固醇排出量皆较正常为低。

(二)尿道下裂伴隐睾

女孩尿道、阴道同开口于生殖窦的患者,特别是开口位于阴蒂基底部时,须注意与男孩尿道下裂伴隐睾相鉴别。可做碘油造影观察有无子宫,并可做染色体检查助诊。

(三)胃肠道疾病

失盐型患者于出生后早期出现呕吐、脱水等症状时,应注意与幽门狭窄及肠梗阻等胃肠道疾病相鉴别,尤其是男性患儿,如经补液而低血钠、高血钾不易纠正者应予注意。

五、治疗

(一)理糖激素

诊断确定后应及早应用糖皮质激素治疗。皮质醇类的应用可抑制过多的ACTH 释放,减少雄激素等的过度产生,并替代自身皮质醇的不足。氢化可的松为首选,因其接近肾上腺皮质生理分泌的激素。已知人类皮质素的分泌量是恒定的,每天 6.8 ± 1.9 mg/m²,口服氢化可的松 50% 以上能被吸收,因此婴幼儿期氢化可的松需要量为每天 20 mg/m²(约 0.7 mg/kg),分 2～3 次口服,初治 2 周内剂量可加倍。一般在几周内即可有效地抑制血中升高的 17α-羟孕酮,按此计算,婴儿所需量为 5 mg/d,可分成 2.5 mg(早上)、1.25 mg(中午)和 1.25 mg(晚上)3 次口服。

为能维持儿童期正常生长,并在适当的年龄出现青春发育,在婴幼儿期以后可继续用氢化可的松直至生长停止。氢化可的松一般以每天 15～20 mg/m² 为宜(0.5～0.7 mg/kg),可分早晚 2 次口服。无氢化可的松时可以泼尼松替代(泼尼松 5 mg 相当氢化可的松 20 mg)。当体格发育已成熟,可改用地塞米松每天 0.01 mg/kg 治疗,由于地塞米松半衰期长,可每天早上 1 次给药或分早晚两次给药,患者对激素需要量有个体差异,应根据生长速率、骨龄、血或唾液 17α-羟孕酮等实验室检查调整剂量,应坚持终身服药。在感染、应激情况下,激素用量应为平时剂量的 2～3 倍,如遇严重应激情况或发生急性肾上腺皮质功能减退危象时,激素剂量需更大些,可采用水溶性氢化可的松静脉滴注治疗。11β-羟化酶缺陷者治疗同上。

(二)理盐激素

失盐型先天性肾上腺皮质增生症患者除应用糖皮质激素外,需应用适量理盐激素替代。常采用醋酸去氧皮质酮(DOCA)1～2 mg/d 肌内注射,或9α氟氢可的松 0.05～0.1 mg/d,晚上1次口服。肌内注射 DOCA1 mg 相当于口服9α氟氢可的松 0.05 mg。

(三)其他治疗

失盐危象时常需静脉补充氯化钠以纠正脱水及低血钠,补钠量可根据血钠及脱水程度计算。轻型失盐者,可不用理盐激素,每天加用 2～3 g 食盐即能维持电解质平衡。经补钠及激素治疗,高钾血症常可自行缓解,很少需用胰岛素降低血钾。对出现性早熟者可加环丙氯地孕酮或黄体生成素释放激素类似物(LHRH-a)治疗。

(四)外生殖器矫形

女性假两性畸形的阴蒂增大和阴唇融合常需做矫形手术。阴蒂切除术宜在婴儿期进行,如果太晚对患者的心理及社会影响不利。阴道成形术最好在青春发育期进行,做父母的应了解女孩内生殖器发育是正常的。不管男性化的程度如何,先天性肾上腺皮质增生症女性患者应按女性抚养。

治疗观察指标:①每 3～6 个月测量身高以了解生长速率是否正常。②每 6 个月至 1 年随访骨龄,若骨龄落后显示激素用量过大;骨龄提前有早熟可能,显示剂量不足。③是否有皮质醇过多的症状:皮肤条纹样色素斑、体重增加、高血压等。④已发育女性月经是否规则。⑤定期随访血或唾液 17α-羟孕酮,此检查是判断激素用量是否适当的敏感指标,血 17α-羟孕酮(早上采血)测定值的意义:70～240 mmol/L 示激素用量不足,30～70 mmol/L 示激素用量适当,<10 mmol/L 示激素用量过大。血 17α-羟孕酮易受紧张等因素影响,因此从早上到晚上多次测定更有意义。⑥24 小时尿 17-酮类固醇测定,此化验较粗糙,对治疗观察不够敏感。⑦血肾素测定可反映理盐激素用量是否适当。

第八章

传染性疾病

第一节 麻 疹

麻疹是由麻疹病毒引起的一种急性出疹性呼吸道传染病,临床以发热、咳嗽、流涕、结膜炎、口腔麻疹黏膜斑及全身斑丘疹,疹退后有糠麸样脱屑,色素沉着为主要特征。

一、病因

麻疹病毒属副黏液病毒科,为单股负链 RNA 病毒,只有一个血清型,但已发现有 8 个不同基因组共 15 个基因型。电镜下呈球形或丝杆状,直径 100～250 nm,由 6 种结构蛋白组成,即含 M、F 和 H 的包膜蛋白和 N、P 和 L 核衣壳蛋白。H 蛋白能与细胞受体结合;F 蛋白与病毒细胞融合有关;M 蛋白与病毒释出相关。其抗原性稳定,在体外生活力较弱,在阳光照射或流通空气中 20 分钟即可失去致病力。但耐寒冷及干燥,于 0 ℃可存活 1 个月,－70 ℃可保存活力数月至数年。

二、流行病学

麻疹患者为唯一传染源,无症状病毒携带者及隐性感染者传染性较低。传播方式主要为空气飞沫传播。麻疹患者的潜伏期末至出疹后 5 天内都具有传染性,其口、鼻、咽、眼结合膜的分泌物中均含有病毒,在咳嗽、打喷嚏、说话时,以飞沫形式传染易感者,而经被污染的衣物、食物及用具等间接传染的机会较少。该病的传染性较强,未患过麻疹而又未接种疫苗者,即易感者接触后,90%以上发病。在我国多见于 8 个月至 5 岁儿童。近年来发病年龄有向两极发展趋势,8 个月龄以下和 15 岁以上年龄组发病比例有所增加,好发季节为冬春季。

三、发病机制及病理

当麻疹病毒侵入易感者的呼吸道黏膜和眼结合膜时,在其局部上皮细胞内增殖,然后播散到局部淋巴组织,于感染后第 2~3 天病毒释放入血,引起第 1 次病毒血症,继之病毒在全身的单核-巨噬细胞系统内增殖,于感染后第 5~7 天,大量病毒释放入血,引起第 2 次病毒血症。病毒在感染后 7~11 天播散至全身组织器官,但以口、呼吸道、眼结合膜、皮肤及胃肠道等部位为主,并表现出一系列的临床症状及体征。至感染后第 15~17 天,病毒血症逐渐消失,器官内病毒快速减少至消除。

麻疹病理特征是感染部位形成两种类型的多核巨细胞,其一为网状内皮巨细胞,又称“华-佛细胞”,其二为上皮巨细胞。两者均系多个细胞融合而成。前者广泛存在于全身淋巴结及肝、脾等器官中,后者主要位于皮肤、眼结合膜、鼻、咽、呼吸道和胃肠道黏膜等处。

麻疹系全身性疾病,病毒直接损伤皮肤浅表血管内皮细胞,特异性细胞毒性 T 细胞杀伤病毒感染的靶细胞——上皮和内皮细胞、单核细胞和巨噬细胞,使真皮淋巴细胞浸润、充血肿胀,表皮细胞坏死及退行性变性形成脱屑,因红细胞崩解及血浆渗出使皮疹消退后留有色素沉着。呼吸道病变最明显,可表现为鼻炎、咽炎、支气管炎及肺炎。肠道黏膜可有受累,严重时可并发脑炎。

四、临床表现

(一)典型麻疹

1.潜伏期

一般为 6~18 天,可有低热及全身不适。

2.前驱期

一般持续 3~4 天,主要为上呼吸道及眼结膜炎的表现,有发热、咳嗽、流涕、流泪,眼结合膜充血、畏光及咽痛和周身乏力。病后的第 2~3 天,于第二下磨牙相对应的颊黏膜处,可见直径 0.5~1.0 mm 灰白色斑点,外周有红晕,即麻疹黏膜斑,为麻疹前驱期的特异性体征,有诊断价值。初起时仅数个,1~2 天内迅速增多,可波及整个颊黏膜,甚至唇部黏膜,部分可融合,于出疹后 2~3 天迅速消失。部分患者也可有头痛,呕吐、腹泻等消化道症状。

3.出疹期

一般持续 3~5 天,此时发热、呼吸道症状达高峰。皮疹先出现于耳后、发际,渐及前额、面和颈部,自上而下至胸、腹、背及四肢,最后达手掌和足底。皮疹初为淡红色斑丘疹,压之褪色,疹间皮肤正常,可融合成片,继之转为暗红色,部分病例可出现出血性皮疹。此期全身浅表淋巴结及肝、脾可有轻度大,肺部可有湿啰音。

4.恢复期

一般持续 3～4 天,按出疹先后顺序依次消退。此期体温下降,全身症状明显减轻。疹退处有糠麸状脱屑及浅褐色色素沉着。整个病程为 10～14 天。

(二)非典型麻疹

1.轻型麻疹

轻型麻疹多见于对麻疹具有部分免疫力者,如 6 个月以内婴儿、近期接受过被动免疫或曾接种过麻疹疫苗者。前驱期较短,发热及上呼吸道症状较轻,麻疹黏膜斑不典型或不出现,皮疹稀疏,可不遗留色素沉着,无并发症,病程 1 周左右。

2.重型麻疹

重型麻疹多见于全身状况差,免疫力低下或继发严重感染者。起病急骤,持续高热或体温不升,全身中毒症状重,皮疹可呈出血性,或皮疹出不透,或皮疹出而骤退,常有肺炎和呼吸窘迫、神经系统症状或心血管功能不全。此型病情危重,病死率高。

3.异型麻疹(非典型麻疹综合征)

异型麻疹(非典型麻疹综合征)见于接种麻疹灭活疫苗或个别减毒活疫苗缺乏 F 蛋白抗体者。表现高热、头痛、肌痛、乏力等,多无麻疹黏膜斑,2～3 天后出疹,但从四肢远端开始,渐及躯干及面部。皮疹为多形性,有斑丘疹、疱疹、紫癜或荨麻疹等。

4.无皮疹型麻疹

无皮疹型麻疹见于应用免疫抑制剂者、免疫能力较强者或者接种过麻疹疫苗后发生突破感染的患者全病程无皮疹,也可不出现麻疹黏膜斑,呼吸道症状可有可无、可轻可重,以发热为主要表现。临床诊断较困难,需通过血清麻疹抗体 IgH 和/或咽拭子麻疹病毒检测以确诊。

五、辅助检查

(一)血常规检查

白细胞总数减少,淋巴细胞相对增多。若白细胞总数增高,尤为中性粒细胞增加,提示继发细菌感染;如淋巴细胞严重减少,常提示预后不良。

(二)血清学检查

ELISA 测定血清特异性 IgM 和 IgG 抗体,敏感性及特异性较好。IgM 抗体于病后 5～20 天最高,故测定其是诊断麻疹的标准方法。IgG 抗体恢复期较早期增高 4 倍以上也有近期感染的诊断意义。

(三)病原学检测

取患儿鼻咽部分泌物、血细胞及尿沉渣细胞,应用免疫荧光或免疫酶法检测麻疹病毒抗原,可做出早期诊断。

(四)多核巨细胞检查

于出疹前 2 天至出疹后 1 天取患者鼻、咽、眼分泌物涂片,瑞氏染色后直接镜检多核巨细胞。

六、并发症

(一)肺炎

肺炎为麻疹最常见并发症,可发生于麻疹过程中各个时期,是麻疹死亡的主要原因之一。麻疹病毒引起的原发性肺炎多不严重,在病程早期发生,随热退和皮疹出齐而消散,但在细胞免疫缺陷者可呈致死性。可继发细菌或其他病毒肺炎,多发生在出疹期。

(二)喉炎

喉炎多见于 3 岁以下小儿,原发于麻疹病毒或继发细菌感染。临床表现为声音嘶哑、犬吠样咳嗽及吸气性呼吸困难。轻者随体温下降、皮疹消退,症状逐渐消失,重者可致气道阻塞,窒息而导致死亡。

(三)脑炎

脑炎多发生于出疹后的 2～6 天,也可在前驱期或恢复期,临床表现及脑脊液改变与其他病毒性脑炎相似。多数可恢复,重者可留有不同程度的智力低下、癫痫及瘫痪等神经系统后遗症。

(四)亚急性硬化性全脑炎

亚急性硬化性全脑炎是麻疹的一种远期并发症,是致死性慢性进行性脑退行性病变,较罕见。多发生麻疹后 2～17 年(平均 7 年)。临床表现为逐渐出现智力障碍、性格改变、运动不协调、语言障碍及癫痫发作等,最后因昏迷、强直性瘫痪而死亡。患者血清病毒抗体滴度很高;脑组织中有麻疹病毒或其抗原。

七、诊断

典型麻疹根据流行病学史,典型麻疹的各期临床表现,如前驱期的麻疹黏膜斑;出疹期高热出疹特点和出疹顺序与皮疹形态;恢复期疹退脱屑和色素沉着等即可做出临床诊断。非典型麻疹,需依赖于实验室的病原学检查。

八、鉴别诊断

(一)风疹

呼吸道表现及全身中毒症状较轻,无口腔麻疹黏膜斑。常于发热 1～2 天后出疹,皮疹分布以面、颈及躯干为主,疹退后无脱屑及色素沉着。常伴有耳后及颈部淋巴结肿大。

(二)幼儿急疹

突然高热,持续 3～5 天,上呼吸道症状较轻,热骤降而出现皮疹,皮疹分布以躯干为主,1～3 天皮疹退尽。热退疹出为本病特点。

(三)猩红热

发热、咽痛明显,1～2 天内全身出现针尖大小的丘疹,疹间皮肤充血,面部无皮疹,口周苍白圈,持续 3～5 天皮疹消退,1 周后全身大片脱皮。血白细胞总数及中性粒细胞明显增高。

(四)药物疹

近期有用药史,皮疹痒,伴低热或无热,停药后皮疹逐渐消退。血嗜酸性粒细胞可升高。

九、治疗

目前尚无特效抗麻疹病毒药物。其主要治疗原则为对症治疗,加强护理和防止并发症的发生。

(一)一般治疗

应卧床休息,保持室内空气新鲜,注意温度及湿度。保持眼、鼻及口腔清洁,避免强光刺激,给予营养丰富并易于消化的食物,注意补充维生素,尤其是维生素 A 和维生素 D。

(二)对症治疗

高热可采用物理降温或酌用小剂量退热药,切忌退热过猛引起虚脱;咳嗽可适用祛痰镇咳剂;惊厥时可给予镇静止惊剂。此外,还应保持水电解质及酸碱平衡。

(三)并发症治疗

根据各种并发症的发生,及时给予相应的有效治疗。抗生素无预防并发症的作用,故不宜滥用。

十、预防

预防麻疹的关键是对易感者接种麻疹疫苗,提高其免疫力。

(一)管理传染源

应做到早发现、早报告、早隔离及早治疗麻疹患儿。一般患者应隔离至出疹后5天,合并肺炎者应延长到出疹后10天。接触者应检疫3周,并给予被动免疫制剂。

(二)切断传播途径

在麻疹流行期间,易感者尽量避免去人群密集的场所,患者居住处应通风并用紫外线照射。

(三)保护易感人群

1.主动免疫

采用麻疹减毒活疫苗进行预防接种。我国儿童计划免疫程序规定初种麻疹疫苗年龄为生后8个月,1岁半和4~6岁再次加强。在麻疹流行地区,易感者可在接触患者2天内进行应急接种,可防止麻疹发生或减轻病情。

2.被动免疫

对体弱多病患儿和婴幼儿,未接受过麻疹预防接种者,在接触麻疹5天内,注射人血丙种球蛋白0.25 mL/kg可预防发病;若在接触麻疹5天后注射,则只能减轻症状。被动免疫维持3~8周,以后还应采取主动免疫。

第二节 水 痘

水痘是由水痘-带状疱疹病毒初次感染引起的急性传染病,临床以斑疹、丘疹、疱疹和结痂的皮疹共同存在为特征。具有较强的传染性,以冬春季为多见,常呈流行性。

一、病因

水痘-带状疱疹病毒是 α-疱疹病毒,呈球形颗粒,直径 150～200 nm,核酸为双链 DNA。该病毒仅有一个血清型,在外界环境中生活力较弱,不耐高温,不耐酸,在痂皮中不能存活。人类是该病毒的唯一宿主。

二、流行病学

患者是唯一的传染源。自发病前 1～2 天至皮疹干燥结痂均有传染性,主要通过空气飞沫和接触传播,传染性极强。任何年龄均可发病,以学龄前儿童发病率较高,病后免疫力持久。本病遍布全球,一年四季均可发生,但以冬春季多见。

三、发病机制及病理

水痘-带状疱疹病毒初次经口、鼻侵入人体,首先在呼吸道黏膜内增殖,2～3 天后入血,产生病毒血症,并在肝脾及单核-吞噬细胞系统内增殖后再次入血,产生第二次病毒血症,并向全身扩散,主要在肝脾及网状内皮系统,导致器官病变,水痘的恢复依赖于细胞(T 细胞)免疫,在 T 细胞免疫功能缺陷的患者中水痘病情更为严重。其主要损害部位在皮肤黏膜,较少累及内脏。皮疹分批出现与间隙性病毒血症相一致。通常在皮疹出现后 1～4 天,特异性抗体产生,病毒血症消失,症状也随之缓解。原发感染后,病毒潜伏在神经节内,如果再激活,临床上就表现为带状疱疹。

水痘的皮肤病变主要在表皮棘细胞层,呈退行性变性和水肿,组织液渗入形成水痘疱疹,内含大量病毒。水疱液开始透明,继之上皮细胞脱落及炎性细胞浸润,疱内液体减少并变混浊。如有继发感染,可变为脓疱。最后上皮细胞再生,结痂后脱落,一般不留瘢痕。

四、临床表现

(一)潜伏期

一般为 14 天左右(10～20 天)。

(二)前驱期

婴幼儿常无前驱症状或症状轻微,皮疹和全身表现多同时出现。年长儿可有畏寒、低热、头痛、乏力及咽痛等表现,持续 1～2 天后出现皮疹。

(三)出疹期

发热数小时至 24 小时出现皮疹。皮疹先于躯干和头部,后波及面部和四肢。初为红色斑疹,数小时变为丘疹,再数小时左右发展成疱疹。疱疹为单房性,疱液初清亮,呈珠状,后稍混浊,周围有红晕。1～2天后疱疹从中心开始干枯、结痂,红晕消失。1周左右痂皮脱落,一般不留瘢痕。皮疹呈向心性分布,主要位于躯干,其次头面部,四肢相对较少,手掌、足底更少。黏膜也常受累,见于口咽部、眼结膜、外阴及肛门等处,皮疹分批出现,故可见丘疹、疱疹和痂疹同时存在。

水痘多为自限性疾病,10天左右可自愈。除了上述的典型水痘外,可有疱疹内出血的出血型水痘,该型病情极严重,常因血小板减少或弥漫性血管内出血所致。

五、辅助检查

(一)血常规检查

白细胞总数正常或稍低。

(二)疱疹刮片

刮取新鲜疱疹基底组织涂片,用瑞特或吉姆萨染色可发现多核巨细胞,用苏木精-伊红染色可见核内包涵体。

(三)血清学检查

补体结合抗体高滴度或双份血清抗体滴度4倍以上升高可明确诊断。

(四)病毒分离

将疱疹液直接接种于人胚成纤维细胞,分离出病毒再进一步鉴定。该方法仅用于非典型病例。

(五)核酸检测

PCR法检测患儿皮损或疱液中的病毒DNA片段,是敏感、快速的早期诊断方法。

六、并发症

常见为皮肤继发细菌感染,如脓疱疮、丹毒、蜂窝织炎等,严重时可发生败血症;继发性血小板减少可致皮肤、黏膜出血,严重内脏出血;水痘肺炎多见于成人患者或免疫缺陷者;神经系统受累可见水痘后脑炎、吉兰-巴雷综合征等。此外,少数病例可发生心肌炎、肝炎、肾炎等。

七、诊断及鉴别诊断

典型水痘根据流行病学及皮疹特点,如向心性分布、分批出现、不同形态皮疹同时存在等可做出临床诊断。目前临床广泛应用外周血检测抗原、抗体,该方法敏感、可靠。水痘应注意与丘疹性荨麻疹和能引起疱疹性皮肤损害的疾病,如肠道病毒和金黄色葡萄球菌感染、虫咬性皮疹、药物和接触性皮炎等相鉴别。

八、治疗

(一)一般治疗

对水痘患儿应早期隔离,直到全部皮疹结痂为止。轻者给予易消化的食物和注意补充水分,重者必要时可静脉输液。局部治疗以止痒和防止继发感染为主。皮肤瘙痒可局部涂擦润肤剂和内服抗组胺药物,继发感染可用抗生素软膏。发热患儿应卧床休息,并保持水、电解质平衡,因为水痘时使用阿司匹林与 Reye 综合征的发生有关,应避免使用阿司匹林。

(二)抗病毒治疗

阿昔洛伟是目前治疗水痘-带状疱疹病毒的首选抗病毒药物。此外,也可应用阿昔洛韦、α-干扰素等。

(三)防治并发症

继发细菌感染时应及早给予抗生素,并发脑炎时应适当应用脱水剂。

九、预防

控制传染源,隔离患儿至皮疹全部结痂为止;对已接触的易感儿,应检疫3周。对于免疫功能低下、应用免疫抑制剂者及孕妇,若有接触史,应尽早(在暴露后的 10 天内)使用丙种球蛋白或水痘-带状疱疹免疫球蛋白。对于易感者接种水痘减毒活疫苗,可预防水痘,如在暴露于水痘患者后 72 小时内,采取应急接种水痘疫苗可预防水痘的发生。

第三节　流行性腮腺炎

流行性腮腺炎是由腮腺炎病毒引起的急性呼吸道传染病。其临床特征为腮腺(包括颌下腺和舌下腺)的非化脓性肿胀、疼痛和发热,并可累及其他各种腺体及其他器官。传染性仅次于麻疹、水痘。预后良好,感染后可获持久免疫。

一、病因

腮腺炎病毒属副黏液病毒科的单股 RNA 病毒。其直径 100～200 nm,呈球形,只有一个血清型,有 12 个基因型从 A 到 L。对物理和化学因素敏感,加热至 55～60 ℃后 20 分钟即可失去活力,甲醛(福马林)或紫外线也能将其灭活,但耐低温,4 ℃可存活 2 个月以上。

二、流行性

人是流行性腮腺炎病毒的唯一宿主,可通过直接接触、飞沫、唾液污染食具或玩具等途径传播。一年四季均可发生,但以冬春季为高峰。人群对本病普遍易感,感染后可获持久免疫,仅有 1%～2% 的人可能再次感染。

三、发病机制及病理

病毒首先侵犯口腔和鼻黏膜,在其局部上皮细胞增殖,并释放入血,形成第 1 次病毒血症。病毒经血液至全身各器官,首先累及各种腺体,如腮腺、颌下腺、舌下腺及胰腺、生殖腺等,并在其腺上皮细胞增殖,再次入血,形成第 2 次病毒血症,进一步波及其他脏器。

病理特征为腮腺非化脓性炎症,包括间质水肿、点状出血、淋巴细胞浸润和腺泡坏死。腺体导管水肿,管腔内脱落的坏死上皮细胞堆积,使腺体分泌排出受阻,唾液淀粉酶经淋巴系统进入血液而使血、尿淀粉酶升高。此外,其他器官如胰腺、睾丸可有类似病理改变。

四、临床表现

潜伏期 14～25 天,多无前驱症状。起病较急,可有发热、头痛、咽痛、食欲缺乏、恶心及呕吐等,数小时至 1～2 天出现腮腺肿大,初为一侧,继之对侧也出现肿大。腮腺肿大以耳垂为中心,并向前、后、下发展,边界不清,局部表面热而不红,触之有弹性感并有压痛。当腮腺肿大明显时出现胀痛,咀嚼或进酸性食物时疼痛加剧。腮腺导管口(位于上颌第二磨牙旁的颊黏膜处)在早期常有红肿。腮腺肿大 1～3 天达高峰,1 周左右消退,整个病程 10～14 天。

此外,颌下腺和舌下腺也可同时受累。常合并有脑膜炎、胰腺炎和生殖腺炎(多见睾丸炎)。不典型病例可无腮腺肿大,仅以单纯睾丸炎或脑膜炎的症状为临床表现。

五、辅助检查

(一)一般检查

1.血常规检查

白细胞总数大多正常或稍高,淋巴细胞相对增高。

2.血清及尿淀粉酶测定

其增高程度常与腮腺肿胀程度相平行。90%患儿发病早期血清及尿淀粉酶增高,有助于诊断。

3.脑脊液检测

约半数腮腺炎患者在无脑膜炎症状和体征时,脑脊液中白细胞计数可轻度升高。

(二)血清学检查

ELISA法检测血清中腮腺炎病毒核蛋白的IgM抗体在临床症状后3天逐渐升高可作为近期感染的诊断;近年来应用特异性抗体或单克隆抗体检测腮腺炎病毒抗原,可作早期诊断;逆转录PCR技术检测腮腺炎病毒RNA,可提高对可疑患者的诊断率。

(三)病毒分离

可从患儿唾液、尿及脑脊液中分离出病毒。

六、并发症

流行性腮腺炎是全身性疾病,病毒常侵犯中枢神经系统及其他腺体而出现症状。甚至某些并发症可不伴有腮腺肿大而单独出现。

(一)神经系统

1.脑膜脑炎

较为常见,多在腮腺肿大后1周左右出现,也可发生在腮腺肿大前或腮腺肿后2周内,临床表现及脑脊液改变与其他病毒性脑膜脑炎相似。疾病早期,脑脊液中可分离出腮腺炎病毒,大多数预后良好,但也偶有死亡及留有神经系统后遗症者。

2.多发性神经炎、脑脊髓炎

偶有腮腺炎后1～3周出现多发性神经炎、脑脊髓炎,但预后多良好。肿大腮腺可压迫面神经引起暂时性面神经麻痹,有时出现三叉神经炎、偏瘫、截瘫及上升性麻痹等。

3.耳聋

由听神经受累所致。发生率虽不高(约 1/15 000),但可发展成永久性和完全性耳聋,所幸 75% 为单侧,故影响较小。

(二)生殖系统睾丸炎

生殖系统睾丸炎是青春发育期男孩常见的并发症,多为单侧,肿大且有压痛,近半数病例发生不同程度睾丸萎缩,但很少引起不育症。7% 青春期后女性患者可并发卵巢炎,表现下腹疼痛及压痛,目前尚未见因此导致不育的报道。

(三)胰腺炎

胰腺炎常发生于腮腺肿大后 3 天至 1 周左右出现,以中上腹疼痛为主要症状,可伴有发热、呕吐、腹胀或腹泻等,轻型及亚临床型较常见,发生严重胰腺炎的极少见。由于单纯腮腺炎即可引起血、尿淀粉酶升高,故血、尿淀粉酶不宜作为诊断依据。血脂肪酶检测有助于胰腺炎的诊断。

(四)其他

还可有心肌炎、肾炎、乳腺炎、关节炎、肝炎等。

七、诊断及鉴别诊断

依据流行病学史、腮腺及其他唾液腺非化脓性肿大的特点,可做出临床诊断。

对非典型的流行性腮腺炎需依靠血清学抗体 IgM 检查或病毒检测分离确诊。

鉴别诊断包括其他病原(细菌、流感病毒、副流感病毒等)引起的腮腺炎和其他原因引起的腮腺肿大,如白血病、淋巴瘤及腮腺肿瘤等。

八、治疗

自限性疾病,目前尚无抗流行性腮腺病毒的特效药物。主要是对症治疗,镇痛及退热。急性期应避免食刺激性食物,多饮水,保持口腔卫生。高热患儿可采用物理降温或使用解热剂,严重头痛和并发睾丸炎者可酌情应用止痛药。此外,也可采用中医中药内外兼治。对重症脑膜脑炎、睾丸炎或心肌炎者,可短程给予糖皮质激素治疗。此外,氦氖激光局部照射治疗腮腺炎,对止痛、消肿有一定疗效。

九、预防

及早隔离患者直至腮腺肿胀完全消退为止。集体机构的易感儿应检疫

3 周。流行性腮腺炎减毒活疫苗具有较好的预防效果。此外,对鸡蛋过敏者不能使用腮腺炎减毒活疫苗。

第四节 手 足 口 病

手足口病(hand-foot-mouth disease,HFMD)是由多种人肠道病毒引起的常见传染病,以婴幼儿发病为主。大多数患者症状轻微,以发热和手、足、口腔等部位的皮疹或疱疹为主要特征。少数患儿可出现中枢神经系统、呼吸系统受累,引发无菌性脑膜炎、脑干脑炎、急性弛缓性麻痹、神经源性肺水肿和心肌炎等,个别重症患儿病情进展快,导致死亡。青少年和成人感染后多不发病,但能够传播病毒。引起 HFMD 的肠道病毒包括肠道病毒 71 型(EV71)和 A 组柯萨奇病毒(CoxA)、埃可病毒的某些血清型。

一、病因

引起 HFMD 的病原体主要为单股线形小 RNA 病毒科,肠道病毒属 Cox A 的 2、4、5、7、9、10、16 型等,Cox B 的 1、2、3、4、5 型等;EV710;埃可病毒等。其中以 EV71 及 Cox A16 型较为常见。

肠道病毒适合在湿、热的环境下生存与传播,对乙醚、去氯胆酸盐等不敏感,75%酒精和 5%来苏亦不能将其灭活,但对紫外线及干燥敏感。各种氧化剂(高锰酸钾、漂白粉等)、甲醛、碘酒都能灭活病毒。病毒在 50 ℃可被迅速灭活,但 1mol 浓度二价阳离子环境可提高病毒对热灭活的抵抗力,病毒在 4 ℃可存活 1 年,在 −20 ℃可长期保存,在外环境中病毒可长期存活。

二、流行病学

(一)流行概况

HFMD 是全球性传染病,世界大部分地区均有此病流行的报道。1957 年新西兰首次报道,1958 年分离出柯萨奇病毒,1959 年正式命名 HFMD。1969 年 EV71 在美国被首次确认。此后 EV71 感染与 Cox A16 感染交替出现,成为 HFMD 主要病原体。我国自 1981 年在上海报道 HFMD,1998 年我国台湾地区发生 EV71 引起的手足口病和疱疹性咽峡炎暴发流行,HFMD 分布广泛,流行无明显的地区性,全年均可发生,一般 4～7 月为发病高峰。托幼机构等易感人群集中处可发生暴发。肠道病毒传染性强、隐性感染比例高、传播途径复杂、传播速度快,控制难度大,容易出现暴发和短时间内较大范围流行。

(二)传染源

人是人肠道病毒的唯一宿主,患者和隐性感染者为传染源。发病前数天,感染者咽部与粪便就可检出病毒,通常以发病后 1 周内传染性最强。

(三)传播途径

肠道病毒可经胃肠道(粪-口途径)传播,也可经呼吸道(飞沫、咳嗽、打喷嚏等)传播,亦可因接触患者口鼻分泌物、皮肤或黏膜疱疹液及被污染的手及物品等造成传播。尚不能明确是否可经水或食物传播。

(四)易感性

人普遍易感。各年龄组儿童均可感染发病,多发生于学龄前儿童,尤以 3 岁及以下儿童发病率最高。显性感染和隐性感染后均可获得特异性免疫力,产生的中和抗体可在体内存留较长时间,对同血清型病毒产生比较牢固的免疫力,但不同血清型间无交叉免疫。

三、发病机制及病理

引起手足口病的常见病毒是 EV71 及 Cox A16,导致手足口病肺水肿或肺出血死亡的病毒主要是 EV71。当肠道病毒通过咽部或肠道侵入易感者体内,在其局部黏膜、淋巴结内增殖,然后释放入血,引起第 1 次病毒血症,继之病毒在全身淋巴结、肝脾内增殖,释放入血,引起第 2 次病毒血症,到达全身的靶器官。目前肠道病毒导致重症的机制尚不完全清楚,EV71 具有嗜神经性,侵犯外周神经末梢,通过逆向神经转运进入中枢神经感系统,直接感染和免疫损伤引起神经系统临床表现;EV71 感染导致肺水肿的机制为神经源性。

四、临床表现

潜伏期为 2～10 天,平均 3～5 天,病程一般为 7～10 天。

(一)普通病例

急性起病,初期有轻度上感症状,部分患儿可伴有咳嗽、流涕、食欲缺乏、恶心、呕吐和头痛等症状,半数患者发病前 1～2 天或发病的同时有发热,多在 38 ℃左右。患儿手、足、口、臀 4 个部位可出现斑丘疹和/或疱疹,皮疹具有不痛、不痒、不结痂、不结疤的四不特征。疱疹周围可有炎性红晕,疱内液体较少。

手、足、口病损在同一患者不一定全部出现。水疱和皮疹通常在1周内消退。

（二）重症病例

少数病例，尤其在＜3岁的儿童，病情进展迅速，在发病的1～5天内出现神经系统受累、呼吸及循环功能障碍等表现，极少数病例病情危重，可致死亡，存活者可留有神经系统后遗症。①神经系统损害：精神差、嗜睡、易惊、头痛、呕吐、烦躁、肢体抖动、急性肢体无力、肌阵挛、眼球震颤、共济失调、眼球运动障碍、颈项强直等。②呼吸系统表现：呼吸浅快或节律改变，呼吸困难，口唇发绀，咳嗽、有粉红色或血性泡沫痰。③循环系统表现：面色青灰、皮肤花纹、四肢发凉、出冷汗、毛细血管充盈时间延长，心率增快或减慢，血压升高或下降。

五、辅助检查

（一）血常规检查

白细胞计数正常或偏低，病情危重者白细胞计数可明显升高。

（二）血生化检查

部分病例谷氨酸氨基转移酶（ALT）、谷草转氨酶（AST）、肌酸激酶同工酶（CK-MB）轻度升高。重症病例可有肌钙蛋白、血糖升高。C-反应蛋白一般不升高。

（三）脑脊液检查

在神经系统受累时可表现为外观清亮，压力增高，白细胞计数增多，多以单核细胞为主，蛋白正常或轻度增多，糖和氯化物正常。

（四）X线胸片检查

肺水肿患儿可表现为双肺纹理增多，网络状、点片状、大片状阴影，部分病例以单侧为主，快速进展为双侧大片阴影。

（五）磁共振检查

在神经系统受累时可有异常改变，以脑干、脊髓灰质损害为主。

（六）脑电图检查

部分病例可表现为弥漫性慢波，少数可出现棘（尖）慢波。

（七）心电图检查

无特异性改变，可见窦性心动过速或过缓，ST-T改变。

(八)病原学检测

1.病毒核酸检测或病毒分离

咽及气道分泌物、疱疹液、粪便和脑、肺、脾、淋巴结等组织标本中肠道病毒特异性核酸阳性或分离到肠道病毒,如 EV71、Cox A16 或其他肠道病毒。

2.血清学检测

急性期与恢复期血清 EV71、Cox A16 或其他肠道病毒中和抗体有 4 倍或 4 倍以上升高。

六、诊断及鉴别诊断

临床诊断主要依据流行病学资料、临床表现及实验室检查,确诊须有病原学证据。主要依据包括:①学龄前儿童为主要发病对象,常以婴幼儿多见,在集聚的场所呈流行趋势。②临床主要表现为初起发热,继而口腔、手、足和臀等部位出现斑丘疹及疱疹样损害。

不典型、散在性 HFMD 很难与其他出疹发热性疾病鉴别,须结合病原学及血清学检查做出诊断。HFMD 普通病例常需与其他儿童发疹性疾病相鉴别,如与丘疹性荨麻疹、水痘、不典型麻疹、幼儿急疹、带状疱疹及风疹等鉴别。可根据流行病学特点、皮疹形态、部位、出疹时间、有无淋巴结肿大及伴随症状等进行鉴别,以皮疹形态及部位最为重要。最终可依据病原学和血清学检测进行鉴别。

对于 HFMD 的重症病例要与其他病毒所致脑炎或脑膜炎、肺炎、暴发性心肌炎相鉴别,可根据流行病学史尽快留取标本进行肠道病毒,尤其是 EV71 的病毒学检查,结合病原学或血清学检查做出诊断。

七、治疗

(一)普通病例治疗

1.加强隔离

避免交叉感染,适当休息,清淡饮食,做好口腔和皮肤护理。

2.对症治疗

发热、呕吐、腹泻等给予相应处理。

3.病因治疗

选用利巴韦林等。

(二)重症病例治疗

1.合并神经系统受累的病例

(1)对症治疗:如降温、镇静、止惊(地西泮、苯巴比妥钠、水合氯醛等)。

(2)控制颅高压:限制入量,给予甘露醇脱水,剂量每次 0.5～1.0 g/kg,每4～8 小时 1 次,根据病情调整给药时间和剂量,必要时加用呋塞米。

(3)静脉注射丙种球蛋白:每次 1 g/kg×2 次或每次 2 g/kg×1 次。

(4)酌情使用糖皮质激素。

(5)呼吸衰竭者进行机械通气,加强呼吸管理。

2.合并呼吸、循环系统受累的病例

(1)保持呼吸道通畅,吸氧。

(2)建立静脉通路,监测呼吸、心率、血压及血氧饱和度。

(3)呼吸衰竭时及时气管插管,使用正压机械通气,根据血气分析随时调整呼吸参数。

(4)必要时使用血管活性药物、丙种球蛋白等。

八、预防

本病至今尚无特异性预防方法。加强监测、提高监测敏感性是控制本病流行的关键。各地要做好疫情报告,托幼单位应做好晨间检查,及时发现患者,采集标本,明确病原学诊断,并做好患者粪便及其用具的消毒处理,预防疾病的蔓延扩散。流行期间,家长应尽量少让孩子到拥挤的公共场所,减少感染的机会。医院应加强预防,设立专门诊室,严防交叉感染。密切接触患者的体弱婴幼儿可酌情注射丙种球蛋白。

第五节　病毒性肝炎

一、概述

病毒性肝炎是指由肝炎病毒引起的传染病,目前肝炎病毒可分为甲型、乙型、丙型、丁型、戊型。甲型、戊型肝炎主要通过肠道传播,其余各型主要通过血液、注射等传播或母婴传播。本病多呈散发,有时可流行。

二、临床表现

(一)急性病毒性肝炎

分为黄疸型和无黄疸型。

1.黄疸型

起病急,病初多有发热、乏力、厌油、恶心、食欲下降、尿色深如浓茶,皮肤、巩膜黄染,发热渐退,肝脏肿大且有压痛及叩击痛,持续 2 周左右,黄疸渐消退,各种症状减轻,肝脏肿大恢复,4 周左右痊愈。

2.无黄疸型

症状与体征与黄疸型相似,但起病慢,症状轻,整个病程不出现黄疸。甲型肝炎和戊型肝炎多呈急性过程,为自限性疾病,一般不发展为慢性。急性乙型、丙型、丁型肝炎易迁延成为慢性肝炎。

(二)慢性病毒性肝炎

病程超过 6 个月,根据病理变化可分为慢性迁延性和慢性活动性。

1.慢性迁延性

病情较轻,乏力、腹胀等症状轻或无,但肝功能检查转氨酶时有增高。

2.慢性活动性

患者有较明显的症状,如乏力、食欲缺乏、腹痛、腹胀等,肝脏肿大,质地中等硬度以上,可伴有脾大、血清丙氨酸氨基转移酶(ALT)持续增高,活动性肝炎可进展为肝硬化。

(三)重型病毒性肝炎

1.急性重型病毒性肝炎

发病 10 天内出现精神神经症状(烦躁、谵妄、嗜睡、昏迷等),黄疸迅速加深,肝脏进行性缩小,肝功能恶化,凝血酶原时间延长,血氨增高,酶胆分离,预后极差。

2.亚急性重型病毒性肝炎

起病 10 天以上至 8 周内出现上述情况,进展较缓慢,病情逐渐加重。

3.慢性重型病毒性肝炎

临床表现同上,但有慢性病毒性肝炎或肝炎后肝硬化病史、体征及肝功能衰竭。重型病毒性肝炎病死率很高,年龄越小,预后越差。

三、实验室检查

(一)肝功能检查

(1)血清 ALT、谷草转氨酶(SGOT)、γ-谷酰转肽酶(γ-GT)、碱性磷酸酶(AKP)等均可增加,其中以 ALT 最为灵敏,升高达正常的 2 倍以上有诊断价值。

(2)有黄疸者血清总胆红素定量可升高,尿胆红素、尿胆原及尿胆素均增加。

(3)血清蛋白:慢性肝炎出现白球蛋白倒置。

(4)麝香草酚浊度试验(TTT)可呈阳性。

(二)特异性抗原抗体检查

1.甲型肝炎

甲型肝炎抗体(抗 HAV-IgM)早期单份血清抗 HAV-IgM 抗体(放免或酶标法)效价显著增高或双份血清抗 HAV-IgC 抗体效价 4 倍以上增高者有诊断价值。HAV-IgG 和总抗体(抗 HAV)可持续终生。

2.乙型肝炎

乙型肝炎病毒(HBV)五项检查,简称"两对半"。

(1)乙型肝炎表面抗原(HBsAg):为 HBV 感染的标志。

(2)乙型肝炎表面抗体(抗-HBs):为已产生保护性免疫力的标志,能抵抗同型病毒侵袭。

(3)乙型肝炎 e 抗原(HBeAg):为 HBV 感染及复制的标志,具有较强的传染性。

(4)乙型肝炎 e 抗体(抗-HBe):为肝炎病毒消散的标志,仍有传染性,但较 HBeAg 阳性者为低。

(5)乙型肝炎核心抗体(抗-HBc):高滴定度时,表示 HBV 在体内复制,恢复期与抗-HBs 同时或先后出现,且为低滴定度时表示 HBV 消失,仅表示既往感染过 HBV。

(6)HBV-DNA:是 HBV 的直接标志,DNA 多聚酶是 HBV 在体内复制的标志,亦是传染性指标;HBxAg、抗-HBx,为判断感染的指标,是诊断慢性肝炎的标志。

3.丙型肝炎

血清 HCV-IgM 或 HCV-RNA 阳性。

4.丁型肝炎

血清 HDAg、抗 HDV-IgM、HDV-RNA 等任何一项阳性。

5.戊型肝炎

血清 HEV-IgM 或 HEV-RNA 阳性。

四、治疗

(一)一般治疗

1.休息

肝炎休息很重要,可减轻肝脏负担,进入恢复期可适当活动。

2.营养

急性肝炎应以清淡饮食为主,保证足够热量,恶心呕吐明显者可静脉滴注葡萄糖液,慢性肝炎低蛋白者,应给予高蛋白饮食,保证维生素供应,肝昏迷前期及肝昏迷者应严格限制蛋白质的摄入。

(二)药物治疗

目前无特效药物。所有药物只在某一方面有辅助和对症治疗的作用,可采用中西医结合治疗。

1.强力宁

0.8~1.6 mL/kg,静脉滴注。多用于急性肝炎。

2.干扰素

属抗病毒药,目前有 α-干扰素(白细胞干扰素),一般剂量为每千克体重每天10 万单位,皮下或肌内注射,连用 3 个月。

3.阿糖腺苷

属抗病毒药,每天 10~15 mg/kg 加入 10% 葡萄糖液内缓慢静脉滴注,7~10 天为 1 个疗程。

4.阿昔洛韦

属抗病毒药,15 mg/(kg·d),分 2 次静脉滴注,20 天为 1 个疗程,可与干扰素联用。

5.利巴韦林

属抗病毒药,100~200 mg,每天口服 3 次,或肌内注射 10 mg/(kg·d)。

6.联苯双酯

该药有促进肝功能恢复的作用,对于单项 ALT 长期不降者,联苯双酯滴丸每次7.5~15 mg,每天 3 次口服,疗程 3~6 个月,甚至 1 年,逐渐减量至维持量服用。

7.护肝治疗

肌苷 0.2 g,每天 3 次口服或静脉滴注。葡醛内酯 0.1～0.2 g,每天 3 次口服或肌内注射或静脉滴注。同时可应用维生素 C、B 族维生素等。

8.中药治疗

如茵陈、丹参、板蓝根等。

9.对症治疗

对于消化道症状明显的可用甲氧氯普胺、多酶片、多潘立酮等对症处理。

第九章

风湿免疫疾病

第一节 川 崎 病

川崎病(KD)于 1967 年由日本川崎富做首先报告,曾称为皮肤黏膜淋巴结综合征(MCLS),15%～20%未经治疗的患儿发生冠状动脉损害。自 1970 年以来,世界各国均有发生,以亚裔人群发病率为高。本病呈散发或小流行,四季均可发病,发病年龄以婴幼儿多见。

一、病因和发病机制

(一)病因

病因不明,流行病学资料提示立克次体、短棒杆菌、葡萄球菌、链球菌、反转录病毒、支原体感染为其病因,但均未能证实。

(二)发病机制

本病的发病机制尚不清楚。推测感染原的特殊成分,如超抗原(热休克蛋白65,HSP65 等)可不经过单核-巨噬细胞,直接通过与 T 细胞抗原受体(TCR)Vβ片段结合,激活 $CD30^+$ T 细胞和 CD40 配体表达。在 T 细胞的诱导下,B 淋巴细胞多克隆活化和凋亡减少,产生大量免疫球蛋白(IgG、IgM、IgA、IgE)和细胞因子(IL-1、IL-2、IL-6、TNF-α)。抗中性粒细胞胞质抗体(ANCA)、抗内皮细胞抗体和细胞因子损伤血管内皮细胞,使其表达细胞间黏附分子-1(ICAM-1)和内皮细胞性白细胞黏附分子-1(ELAM-1)等黏附分子,同时血管内皮生长因子参与,导致血管壁进一步损伤。

二、病理

本病病理变化为全身性血管炎,好发于冠状动脉。病理过程可分为 4 期,各期变化如下。

Ⅰ期:1～9 天,小动脉周围炎症,冠状动脉主要分支血管壁上的小营养动脉和静脉受到侵犯。心包、心肌间质及心内膜炎症浸润,包括中性粒细胞、嗜酸性粒细胞及淋巴细胞。

Ⅱ期:12～25 天,冠状动脉主要分支全层血管炎,血管内皮水肿、血管壁平滑肌层及外膜炎症细胞浸润。弹力纤维和肌层断裂,可形成血栓和动脉瘤。

Ⅲ期:28～31 天,动脉炎症逐渐消退,血栓和肉芽形成,纤维组织增生,内膜明显增厚,导致冠状动脉部分或完全阻塞。

Ⅳ期:数月至数年,病变逐渐愈合,心肌瘢痕形成,阻塞的动脉可能再通。

三、临床表现

(一)主要表现

1.发热

39～40 ℃,持续 7～14 天或更长,呈稽留热或弛张热,抗生素治疗无效。

2.球结合膜充血

其于起病 3～4 天出现,无脓性分泌物,热退后消散。

3.唇及口腔表现

唇充血皲裂,口腔黏膜弥漫充血,舌乳头突起、充血,呈草莓舌。

4.手足症状

急性期手足硬性水肿和掌跖红斑,恢复期指(趾)端甲下和皮肤交界处出现膜状脱皮,指(趾)甲有横沟,重者指(趾)甲亦可脱落。

5.皮肤表现

皮肤表现为多形性皮斑和猩红热样皮疹,常在第 1 周出现。肛周皮肤发红、脱皮。

6.颈淋巴结肿大

单侧或双侧淋巴结肿大,坚硬有触痛,但表面不红,无化脓。病初出现,热退时消散。

(二)心脏表现

于病程第 1～6 周可出现心包炎、心肌炎、心内膜炎、心律失常。发生冠状动脉瘤或狭窄者可无临床表现,少数可有心肌梗死的症状。冠状动脉损害多发生于病程第 2～4 周,但也可发生于疾病恢复期。心肌梗死和冠状动脉瘤破裂可致心源性休克甚至猝死。3 岁以下的男孩,红细胞沉降率、血小板、C-反应蛋白明显升高是冠状动脉病变的高危因素。

(三)其他

可有间质性肺炎、无菌性脑膜炎、消化系统症状(腹痛、呕吐、腹泻、麻痹性肠梗阻、肝大、黄疸等)、关节痛和关节炎。

四、辅助检查

(一)血液检查

外周血白细胞计数增高,以中性粒细胞为主,伴核左移。轻度贫血,血小板早期正常,第 2～3 周时增多。血沉增快,C-反应蛋白等急相蛋白、血浆纤维蛋白原和血浆黏度增高,血清转氨酶升高。

(二)免疫学检查

血清 IgG、IgM、IgA、IgE 和血循环免疫复合物升高;Th$_2$ 类细胞因子如 IL-6 明显增高,总补体和 C3 正常或增高。

(三)心电图

早期示非特异性 ST-T 变化;心包炎时可有广泛 ST 段抬高和低电压;心肌梗死时 ST 段明显抬高、T 波倒置及异常 Q 波。

(四)胸部平片

其可示肺部纹理增多、模糊或有片状阴影,心影可扩大。

(五)超声心动图

急性期可见心包积液,左心室内径增大,二尖瓣、主动脉瓣或三尖瓣反流;可有冠状动脉异常,如冠状动脉扩张(直径＞3 mm,≤4 mm 为轻度;4～7 mm 为中度)、冠状动脉瘤(≥8 mm)、冠状动脉狭窄。

(六)冠状动脉造影

超声波检查有多发性冠状动脉瘤,或心电图有心肌缺血表现者,应进行冠状动脉造影,以观察冠状动脉病变程度,指导治疗。

(七)多层螺旋 CT

在检测冠状动脉狭窄、血栓、钙化方面的能力明显优于超声心动图,可部分取代传统的冠状动脉造影。

五、诊断和鉴别诊断

(一)诊断标准

不明原因发热 5 天以上,伴以下 5 项临床表现中 4 项者,排除其他疾病后,即可诊断为川崎病。

(1)周围肢体的变化:急性期掌跖红斑,手足硬性水肿;恢复期指趾端膜状脱皮。

(2)多形性红斑。

(3)眼结膜充血,非化脓性。

(4)唇充血皲裂,口腔黏膜弥漫充血,舌乳头呈草莓舌。

(5)颈部非化脓性淋巴结肿大(直径大约 1.5 cm)。

注:如 5 项临床表现中不足 4 项,但超声心动图有冠状动脉损害,亦可确诊为川崎病。

(二)IVIG 非敏感型川崎病

目前对本病诊断尚无统一定义,还有"IVIG 无反应型川崎病""IVIG 耐药型川崎病""难治性川崎病"等多种表述。多数认为,川崎病患儿在发病 10 天内接受 IVIG 2 g/kg 治疗,无论一次或分次输注 48 小时后体温仍高于 38 ℃,或给药 2～7 天(甚至 2 周)后再次发热,并符合至少一项川崎病诊断标准,可考虑为 IVIG 非敏感型川崎病。

(三)鉴别诊断

本病需与渗出性多形性红斑、幼年特发性关节炎全身型、败血症和猩红热相鉴别。

六、治疗

(一)阿司匹林

每天 30～50 mg/kg,分 2～3 次服用,热退后 3 天逐渐减量,2 周左右减至每天 3～5 mg/kg,维持 6～8 周。如有冠状动脉病变时,应延长用药时间,直至冠状动脉恢复正常。

(二)静脉注射丙种球蛋白(IVIG)

剂量为 1～2 g/kg,于 8～12 小时静脉缓慢输入,宜于发病早期(10 天以内)

应用,可迅速退热,预防冠状动脉病变的发生。应同时合并应用阿司匹林,剂量和疗程同上。部分患儿对 IVIG 效果不好,可重复使用 1～2 次,但 1％～2％的病例仍然无效。应用过 IVIG 的患儿在 9 个月内不宜进行麻疹、风疹、腮腺炎等疫苗的预防接种。

(三)糖皮质激素

因可促进血栓形成,易发生冠状动脉瘤和影响冠状动脉病变修复,故不宜单独应用。IVIG 治疗无效的患儿可考虑使用糖皮质激素,亦可与阿司匹林和双嘧达莫合并应用。剂量为每天 2 mg/kg,用药 2～4 周。

(四)其他治疗

1.抗血小板聚集

除阿司匹林外,可加用双嘧达莫,每天 3～5 mg/kg。

2.对症治疗

根据病情给予对症及支持疗法,如补充液体、保护肝脏、控制心力衰竭、纠正心律失常等,有心肌梗死时应及时进行溶栓治疗。

3.心脏手术

严重的冠状动脉病变需要进行冠状动脉搭桥术。

(五)IVIG 非敏感型川崎病的治疗

1.继续 IVIG 治疗

首剂 IVIG 后仍发热者,应尽早再次应用 IVIG,可有效预防 CAL,若治疗过晚,则不能预防冠状动脉损伤。建议再次使用剂量为 2 g/kg,一次性输注。

2.糖皮质激素联用阿司匹林治疗

有学者建议 IVIG 非敏感型川崎病可以在 IVIG 使用的基础上联合使用糖皮质激素加阿司匹林。

七、预后

川崎病为自限性疾病,多数预后良好。复发见于 1％～2％的患儿。无冠状动脉病变的患儿于出院后 1 个月、3 个月、6 个月及 1～2 年进行一次全面检查(包括体格检查、心电图和超声心动图等)。未经有效治疗的患儿,15％～25％发生冠状动脉瘤,更应长期密切随访,每 6～12 个月一次。冠状动脉瘤多于病后 2 年内自行消失,但常遗留管壁增厚和弹性减弱等功能异常。大的动脉瘤常不易完全消失,常致血栓形成或管腔狭窄。

第二节　过敏性紫癜

过敏性紫癜又称亨-舒综合征(HSP),是以小血管炎为主要病变的系统性血管炎。临床特点为血小板不减少性紫癜,常伴关节肿痛、腹痛、便血、血尿和蛋白尿。多发生于 2~8 岁的儿童,男孩多于女孩;一年四季均有发病,以春、秋两季居多。

一、病因

本病的病因尚未明确,虽然食物过敏(蛋类、乳类、豆类等)、药物(阿司匹林、抗生素等)、病原体(细菌、病毒、寄生虫等)、疫苗接种、麻醉、恶性病变等与过敏性紫癜发病有关,但均无确切证据。

近年关于链球菌感染导致过敏性紫癜的报道较多,约 50% 的过敏性紫癜患儿有链球菌性呼吸道感染史。但随后研究发现,有链球菌性呼吸道感染史者在过敏性紫癜患儿和健康儿童间并无差别。另有报道 30% 的过敏性紫癜肾炎患儿肾小球系膜有 A 组溶血性链球菌抗原(肾炎相关性血浆素受体,NAP1r)沉积;而非过敏性紫癜肾炎的 NAP1r 沉积率仅为 3%。表明 A 组溶血性链球菌感染是诱发过敏性紫癜的重要原因。

二、发病机制

本病以 B 淋巴细胞多克隆活化为其特征,患儿 T 淋巴细胞和单核细胞 CD40 配体(CD40L)过度表达,促进 B 淋巴细胞分泌大量 IgA 和 IgE。$30\%\sim$ 50% 的患儿血清 IgA 浓度升高,急性期外周血 IgA^+ B 淋巴细胞数、IgA 类免疫复合物或冷球蛋白均增高。IgA、补体 C_3 和纤维蛋白沉积于肾小球系膜、皮肤和肠道毛细血管,提示本病为 IgA 免疫复合物疾病。血清肿瘤坏死因子-α 和 IL-6 等前炎症因子升高。

本病家族中可同时发病,同胞中可同时或先后发病,有一定遗传倾向,部分患儿 *HLA-DRBⅡ07* 及 *HLA-DW*$_{35}$ 等基因表达增高或 C2 补体成分缺乏。

综上所述,过敏性紫癜的发病机制可能为各种刺激因子,包括感染原和变应原作用于具有遗传背景的个体,激发 B 细胞克隆扩增,导致 IgA 介导的系统性血管炎。

三、病理

过敏性紫癜的病理变化为广泛的白细胞碎裂性小血管炎,以毛细血管炎为主,亦可波及小静脉和小动脉。血管壁可见胶原纤维肿胀和坏死,中性粒细胞浸润,周围散在核碎片。间质水肿,有浆液性渗出,同时可见渗出的红细胞。内皮细胞肿胀,可有血栓形成。病变累及皮肤、肾脏、关节及胃肠道,少数涉及心、肺等脏器。在皮肤和肾脏荧光显微镜下可见 IgA 为主的免疫复合物沉积。过敏性紫癜肾炎的病理改变:轻者可为轻度系膜增生、微小病变、局灶性肾炎,重者为弥漫增殖性肾炎伴新月体形成。肾小球 IgA 性免疫复合物沉积也见于 IgA 肾病,但过敏性紫癜和 IgA 肾病的病程全然不同,不似同一疾病。

四、临床表现

本病多为急性起病,各种症状可以不同组合,出现先后不一,首发症状以皮肤紫癜为主,少数病例以腹痛、关节炎或肾脏症状首先出现。起病前 1～3 周常有上呼吸道感染史,可伴有低热、食欲缺乏、乏力等全身症状。

(一)皮肤紫癜

反复出现皮肤紫癜为本病特征,多见于四肢及臀部,对称分布,伸侧较多,分批出现,面部及躯干较少。初起呈紫红色斑丘疹,高出皮面,压之不褪色,数天后转为暗紫色,最终呈棕褐色而消退。少数重症患儿紫癜可融合成大疱伴出血性坏死。部分病例可伴有荨麻疹和血管神经性水肿。皮肤紫癜一般在 4～6 周后消退,部分患儿间隔数周、数月后又复发。

(二)胃肠道症状

其约见于 2/3 的病例。由血管炎引起的肠壁水肿、出血、坏死或穿孔是产生肠道症状及严重并发症的主要原因。一般以阵发性剧烈腹痛为主,常位于脐周或下腹部,可伴呕吐,但呕血少见。部分患儿可有黑便或血便,偶见并发肠套叠、肠梗阻或肠穿孔者。

(三)关节症状

约 1/3 的病例可出现膝、踝、肘、腕等大关节肿痛,活动受限。关节腔有浆液性积液,但一般无出血,可在数天内消失,不留后遗症。

(四)肾脏症状

30%～60%的病例有肾脏受损的临床表现。肾脏症状多发生于起病 1 个月内,亦可在病程更晚期,于其他症状消失后发生,少数则以肾炎作为首发症状。

症状轻重不一,与肾外症状的严重度无一致性关系。多数患儿出现血尿、蛋白尿和管型尿,伴血压增高及水肿,称为紫癜性肾炎;少数呈肾病综合征表现。虽然有些患儿的血尿、蛋血尿持续数月甚至数年,但大多数都能完全恢复,少数发展为慢性肾炎,死于慢性肾衰竭。

(五)其他表现

偶可发生颅内出血,导致惊厥、瘫痪、昏迷、失语。出血倾向包括鼻出血、牙龈出血、咯血、睾丸出血等。偶尔累及循环系统发生心肌炎和心包炎,累及呼吸系统发生喉头水肿、哮喘、肺出血等。

五、辅助检查

尚无特异性诊断试验,以下试验有助于了解病程和并发症。

(1)外周血常规:白细胞正常或增加,中性粒细胞和嗜酸性粒细胞可增高;除非严重出血,一般无贫血。血小板计数正常甚至升高,出血和凝血时间正常,血块退缩试验正常,部分患儿毛细血管脆性试验阳性。

(2)尿常规:可有红细胞、蛋白、管型,重症有肉眼血尿。

(3)大便隐血试验阳性。

(4)血沉轻度增快;血清 IgA 升高,IgG 和 IgM 正常,亦可轻度升高;C3、C4 正常或升高;抗核抗体及类风湿因子阴性;重症血浆黏度增高。

(5)腹部超声波检查有利于早期诊断肠套叠,头颅 MRI 对有中枢神经系统症状的患儿可予确诊,肾脏症状较重或迁延者可行肾穿刺以了解病情,给予相应治疗。

六、诊断和鉴别诊断

典型病例诊断不难,若临床表现不典型,皮肤紫癜未出现时,容易误诊为其他疾病,需与特发性血小板减少性紫癜、风湿性关节炎、败血症、其他肾脏疾病和外科急腹症等鉴别。

七、治疗

(一)一般治疗

卧床休息,积极寻找和去除致病因素,如控制感染,补充维生素。有荨麻疹或血管神经性水肿时,应用抗组胺药物和钙剂。腹痛时应用解痉剂,消化道出血时应禁食,可静脉滴注西咪替丁,每天 20～40 mg/kg,必要时输血。

(二)糖皮质激素和免疫抑制剂

急性期对腹痛和关节痛可予缓解,但预防肾脏损害的发生疗效不确切,亦不能影响预后。泼尼松,每天 1～2 mg/kg,分次口服,或用地塞米松、甲泼尼龙,每天 5～10 mg/kg,静脉滴注,症状缓解后即可停用。严重过敏性紫癜肾炎可加用免疫抑制剂,如雷公藤总苷、环磷酰胺、硫唑嘌呤等。

(三)抗凝治疗

1.阻止血小板聚集和血栓形成的药物

阿司匹林,每天 3～5 mg/kg,或每天 25～50 mg,每天 1 次;双嘧达莫,每天 3～5 mg/kg,分次服用。

2.肝素

每次 0.5～1 mg/kg,首日 3 次,次日 2 次,以后每天 1 次,持续 7 天。

3.尿激酶

每天 1 000～3 000 U/kg,静脉滴注。

(四)其他

钙离子通道阻滞剂,如硝苯地平,每天 0.5～1.0 mg/kg,分次服用;非甾体抗炎药,如吲哚美辛,每天 2～3 mg/kg,分次服用,均有利于血管炎的恢复。中成药,如贞芪扶正冲剂、复方丹参片、银杏叶片,口服 3～6 个月,可补肾益气,活血化瘀。

八、预后

本病预后一般良好,除少数重症患儿可死于肠出血、肠套叠、肠坏死或神经系统损害外,大多痊愈。病程一般 1 周至 2 个月,少数可长达数月或 1 年以上。本病的远期预后取决于肾脏是否受累及程度。肾脏病变常较迁延,可持续数月或数年,少数病例发展为持续性肾脏疾病甚至肾功能不全。

第三节　风　湿　热

风湿热(RF)是一种由咽喉部感染 A 组乙型溶血性链球菌后反复发作的急性或慢性风湿性疾病,主要累及关节、心脏、皮肤和皮下组织,偶可累及中枢神经系统、血管、浆膜及肺、肾等内脏。临床表现以关节炎和心肌炎为主,可伴有发热、皮疹、皮下结节、舞蹈病等。本病发作呈自限性,急性发作时通常以关节炎较为明显,急性发作后常遗留轻重不等的心脏损害,尤其以瓣膜病变最为显著,形成慢性风湿性心脏病或风湿性瓣膜病。发病可见于任何年龄,最常见为 5～15 岁的儿童和青少年,3 岁以内的婴幼儿极为少见。一年四季均可发病,以冬春多见;无性别差异。

目前风湿热的发病率已明显下降,病情也明显减轻,但在发展中国家,风湿热和风湿性心脏病仍常见和严重。我国各地发病情况不一,风湿热总发病率约为 22/10 万,其中风湿性心脏病患病率为 0.22‰,虽低于其他发展中国家,仍明显高于西方发达国家。我国农村和边远地区发病率仍然很高,且近年来风湿热发病率有回升趋势,应值得重视。

一、病因和发病机制

(一)病因

风湿热是 A 组乙型溶血性链球菌咽峡炎后的晚期并发症。0.3%～3% 因该菌引起的咽峡炎患儿于 1～4 周后发生风湿热。皮肤及其他部位 A 组乙型溶血性链球菌感染不会引起风湿热。影响本病发生的因素有:①链球菌在咽峡存在时间越长,发病的机会越大;②特殊的致风湿热 A 组溶血性链球菌菌株,如 M 血清型(甲组 1～48 型)和黏液样菌株;③患儿的遗传学背景,一些人群具有明显的易感性。

(二)发病机制

1.分子模拟

A 组乙型溶血性链球菌的抗原性很复杂,各种抗原分子结构与机体器官抗原存在同源性,机体的抗链球菌免疫反应可与人体组织产生免疫交叉反应,导致器官损害,这是风湿热发病的主要机制。这些交叉抗原:①荚膜由透明质酸组成,与人体关节、滑膜有共同抗原。②细胞壁外层蛋白质中 M 蛋白和 M 相关蛋白、中层多糖中 N-乙酰葡糖胺和鼠李糖均与人体心肌和心瓣膜有共同抗原。③细胞膜的脂蛋白与人体心肌肌膜和丘脑下核、尾状核之间有共同抗原。

2.自身免疫反应

人体组织与链球菌的分子模拟导致的自身免疫反应包括以下 2 种。

(1)免疫复合物病:与链球菌抗原模拟的自身抗原与抗链球菌抗体可形成循环免疫复合物沉积于人体关节滑膜、心肌、心瓣膜,激活补体成分产生炎性病变。

（2）细胞免疫反应异常：①周围血淋巴细胞对链球菌抗原的增殖反应增强，患儿 T 淋巴细胞具有对心肌细胞的细胞毒作用；②患者外周血对链球菌抗原诱导的白细胞移动抑制试验增强，淋巴细胞母细胞化和增殖反应降低，自然杀伤细胞功能增加；③患者扁桃体单核细胞对链球菌抗原的免疫反应异常。

3.遗传背景

有人发现 HLA-B35、HLA-DR2、HLA-DR4 和淋巴细胞表面标记 D8/17$^+$ 等与发病有关，但还应进一步进行多中心研究才能证实该病是否为多基因遗传性疾病和相应的相关基因。

4.毒素

A 组链球菌还可产生多种外毒素和酶类，直接对人体心肌和关节有毒性作用，但并未得到确认。

二、病理

(一)急性渗出期

受累部位，如心脏、关节、皮肤等结缔组织变性和水肿，淋巴细胞和浆细胞浸润；心包膜纤维素性渗出，关节腔内浆液性渗出。本期持续约 1 个月。

(二)增生期

本期主要发生于心肌和心内膜（包括心瓣膜），特点为形成风湿小体（Aschoff 小体），小体中央为胶原纤维素样坏死物质，外周有淋巴细胞、浆细胞和巨大的多核细胞（风湿细胞）。风湿细胞呈圆形或椭圆形，含有丰富的嗜碱性胞浆，胞核有明显的核仁。此外，风湿小体还可分布于肌肉及结缔组织，好发部位为关节处皮下组织和腱鞘，形成皮下小结，是诊断风湿热的病理依据，表示风湿活动。本期持续 3～4 个月。

(三)硬化期

风湿小体中央变性和坏死物质被吸收，炎症细胞减少，纤维组织增生和瘢痕形成。心瓣膜边缘可有嗜伊红性疣状物，瓣膜增厚，形成瘢痕。二尖瓣最常受累，其次为主动脉瓣，很少累及三尖瓣。此期持续2～3 个月。

此外，大脑皮质、小脑、基底核可见散在非特异性细胞变性和小血管透明变性。

三、临床表现

急性风湿热发生前1～6 周常有链球菌咽峡炎病史。如发热、咽痛、颌下淋巴结肿大、咳嗽等症状。风湿热多呈急性起病,亦可为隐匿性进程。风湿热有5个主要表现:游走性多发性关节炎、心肌炎、皮下结节、环形红斑、舞蹈病,这些表现可以单独出现或合并出现。皮肤和皮下组织的表现不常见,通常只发生在已有关节炎、舞蹈病或心肌炎的患者中。发热和关节炎是最常见的主诉。

(一)一般表现

急性起病者发热在 38～40 ℃,无一定热型,1～2 周后转为低热。隐匿起病者仅为低热或无发热。其他表现有精神不振、疲倦、胃纳不佳、面色苍白、多汗、鼻出血、关节痛和腹痛等,个别有胸膜炎和肺炎。如未经治疗,一次急性风湿热发作一般不超过 6 个月;未进行预防的患者常反复发作。

(二)心肌炎

40％～50％的风湿热患者累及心脏,是风湿热唯一的持续性器官损害。首次风湿热发作时,一般于起病 1～2 周内出现心肌炎的症状。初次发作时以心肌炎和心内膜炎最多见,同时累及心肌、心内膜和心包膜者,称为全心炎。

1.心肌炎

轻者可无症状,重者可伴不同程度的心力衰竭;安静时心动过速,与体温升高不成比例;心脏扩大,心尖冲动弥散;心音低钝,可闻及奔马律;心尖部轻度收缩期吹风样杂音,75％的初发患儿主动脉瓣区可闻及舒张中期杂音。X 线检查心脏扩大,心脏搏动减弱;心电图示 PR 间期延长,伴有 T 波低平和 ST 段异常,或有心律失常。

2.心内膜炎

主要侵犯二尖瓣和/或主动脉瓣,造成关闭不全。二尖瓣关闭不全表现为心尖部 2～3/6 级吹风样全收缩期杂音,向腋下传导,有时可闻及二尖瓣相对狭窄所致舒张中期杂音;主动脉瓣关闭不全时胸骨左缘第 3 肋间可闻及舒张期叹气样杂音。急性期瓣膜损害多为充血水肿,恢复期可逐渐消失。多次复发可造成心瓣膜永久性瘢痕形成,导致风湿性心瓣膜病。超声心动图检查能更敏感地发现临床听诊无异常的隐匿性心瓣膜炎。

3.心包炎

积液量很少时,临床上难以发现,可有心前区疼痛,有时于心底部听到心包摩擦音。积液量多时心前区搏动消失,心音遥远,有颈静脉怒张、肝大等心包填塞表现。X 线检查心影向两侧扩大呈烧瓶形;心电图示低电压,早期 ST 段抬高,随后 ST 段回到等电线,并出现 T 波改变;超声心动图可确诊少量心包积液。临床上有心包炎表现者,提示心肌炎严重,易发生心力衰竭。

风湿性心肌炎初次发作有 5%～10% 的患儿发生充血性心力衰竭,再发时发生率更高。风湿性心脏瓣膜病患儿伴有心力衰竭者,提示有活动性心肌炎存在。

(三)关节炎

关节炎占急性风湿热总数的 50%～60%,典型病例为游走性多关节炎,以膝、踝、肘、腕等大关节为主。表现为关节红、肿、热、痛,活动受限。每个受累关节持续数天后自行消退,愈后不留畸形,但此起彼伏,可延续 3～4 周。

(四)舞蹈病

其占风湿热患儿的 3%～10%,也称 Sydenham 舞蹈病。表现为全身或部分肌肉的无目的不自主快速运动,如伸舌歪嘴、挤眉弄眼、耸肩缩颈、语言障碍、书写困难、细微动作不协调等,兴奋或注意力集中时加剧,入睡后即消失。患儿常伴肌无力和情绪不稳定。舞蹈病常在其他症状出现后数周至数月出现;如风湿热其他症状较轻,舞蹈病可能为首发症状。舞蹈病病程 1～3 个月,个别病例在 1～2 年内反复发作。少数患儿遗留不同程度的神经精神后遗症,如性格改变、偏头痛、细微运动不协调等。

(五)皮肤症状

1.环形红斑

其出现率为 6%～25%。环形或半环形边界明显的淡色红斑,大小不等,中心苍白,出现在躯干和四肢近端,呈一过性,或时隐时现,呈迁延性,可持续数周。

2.皮下小结

其见于 2%～16% 的风湿热患儿,常伴有严重心肌炎,呈坚硬无痛结节,与皮肤不粘连,直径为 0.1～1 cm,出现于肘、膝、腕、踝等关节伸面,或枕部、前额头皮及胸、腰椎脊突的突起部位,经 2～4 周消失。

四、辅助检查

(一)链球菌感染证据

20%～25% 的咽拭子培养可发现 A 组乙型溶血性链球菌,链球菌感染 1 周后血清抗链球菌溶血素 O(ASO)滴度开始上升,2 个月后逐渐下降。50%～80% 的风湿热患儿 ASO 升高,同时测定抗脱氧核糖核酸酶 B(anti-DNase B)、抗链激酶(ASK)、抗透明质酸酶(AH)则阳性率可提高到 95%。

(二)风湿热活动指标

包括白细胞计数和中性粒细胞增高、血沉增快、C-反应蛋白阳性、α_2-球蛋白和黏蛋白增高等,但仅能反映疾病的活动情况,对诊断本病并无特异性。

五、诊断和鉴别诊断

(一)Jones 诊断标准

风湿热的诊断有赖于临床表现和实验室检查的综合分析。1992 年修改的 Jones 诊断标准包括 3 个部分:主要指标;次要指标;链球菌感染的证据。在确定链球菌感染证据的前提下,有两项主要表现或一项主要表现伴两项次要表现即可做出诊断。近年由于风湿热不典型和轻症病例增多,如果强行执行 Jones 标准,易造成诊断失误。因此,对比 1992 年修订的 Jones 标准,WHO 标准对风湿热进行了分类诊断,并做出了如下改变:①对伴有风湿性心脏病的复发性风湿热的诊断明显放宽,只需具有 2 项次要表现及前驱链球菌感染证据即可确立诊断;②对隐匿发病的风湿性心肌炎和舞蹈病的诊断也放宽,不需要其他主要表现,即使前驱链球菌感染证据缺如,也可做出诊断;③对多关节炎、多关节痛或单关节炎可能发展为风湿热给予重视,以避免误诊及漏诊。

确诊风湿热后,应尽可能明确发病类型,应特别了解是否存在心脏损害。以往有风湿热病史者,应明确是否有风湿热活动。

(二)鉴别诊断

风湿热需与下列疾病进行鉴别。

1.与风湿性关节炎的鉴别

(1)幼年特发性关节炎:多于 3 岁以下起病,常侵犯指(趾)小关节,关节炎无游走性特点。反复发作后遗留关节畸形,X 线骨关节摄片可见关节面破坏、关节间隙变窄和邻近骨骼骨质疏松。

(2)急性化脓性关节炎为全身脓毒血症的局部表现,中毒症状重,好累及大关节,血培养阳性,常为金黄色葡萄球菌。

(3)急性白血病:除发热、骨关节疼痛外,有贫血、出血倾向,肝、脾及淋巴结大。周围血片可见幼稚白细胞,骨髓检查可予鉴别。

(4)非特异性肢痛又名"生长痛",多发生于下肢,夜间或入睡尤甚,喜按摩,局部无红肿。

2.与风湿性心肌炎的鉴别

(1)感染性心内膜炎:先天性心脏病或风湿性心脏病合并感染性心内膜炎

时,易与风湿性心脏病伴风湿活动相混淆,贫血、脾肿大、皮肤瘀斑或其他栓塞症状有助诊断,血培养可获阳性结果,超声心动图可看到心瓣膜或心内膜有赘生物。

（2）病毒性心肌炎:近年单纯风湿性心肌炎病例日渐增多,与病毒性心肌炎难以区别。一般而言,病毒性心肌炎杂音不明显,较少发生心内膜炎,较多出现期前收缩等心律失常,实验室检查可发现病毒感染的证据。

六、治疗

风湿热的治疗目标是:清除链球菌感染,去除诱发风湿热的病因;控制临床症状,使心肌炎、关节炎、舞蹈病及风湿热症状迅速缓解,解除风湿热带来的痛苦;处理各种并发症,提高患者的身体素质和生活质量,延长寿命。

（一）休息

卧床休息的期限取决于心脏受累的程度和心功能状态。急性期无心肌炎患儿卧床休息2周,随后逐渐恢复活动,于2周后达正常活动水平;心肌炎无心力衰竭患儿卧床休息4周,随后于4周内逐渐恢复活动;心肌炎伴充血性心力衰竭患儿则需卧床休息至少8周,在以后2～3个月内逐渐增加活动量。

（二）清除链球菌感染

应用青霉素80万单位肌内注射,每天2次,持续2周,以彻底清除链球菌感染。青霉素过敏者可改用其他有效抗生素,如红霉素等。

（三）抗风湿热治疗

心肌炎时宜早期使用糖皮质激素,泼尼松每天2 mg/kg,最大量≤60 mg/d,分次口服,2～4周后减量,总疗程8～12周。无心肌炎的患儿可用非甾体抗感染药,如阿司匹林,每天100 mg/kg,最大量≤3 g/d,分次服用,2周后逐渐减量,疗程4～8周。

（四）其他治疗

有充血性心力衰竭时应视为心肌炎复发,及时静脉注射大剂量糖皮质激素,如氢化可的松或甲泼尼龙,每天1次,剂量为10～30 mg/kg,共1～3次。多数情况下,在用药后2～3天即可控制心力衰竭,应慎用或不用洋地黄制剂,以免发生洋地黄中毒。应予以低盐饮食,必要时氧气吸入、给予利尿剂和血管扩张剂。舞蹈病时可用苯巴比妥、地西泮等镇静剂。关节肿痛时应予制动。

七、预后和预防

风湿热的预后主要取决于心肌炎的严重程度、首次发作时是否得到正确的抗风湿热治疗及是否采取正规抗链球菌治疗。心肌炎者易于复发，预后较差，尤以严重心肌炎伴充血性心力衰竭的患儿为甚。

每3～4周肌内注射苄星青霉素（长效青霉素）120万单位，预防注射期限至少5年，最好持续至25岁；有风湿性心脏病者，宜进行终身药物预防。对青霉素过敏者可改用红霉素类药物口服，每月口服6～7天，持续时间同前。

风湿热或风湿性心脏病患儿，当拔牙或行其他手术时，术前、术后应用抗生素以预防感染性心内膜炎。

第四节　系统性红斑狼疮

系统性红斑狼疮（SLE）是自身免疫介导的，以免疫炎症为突出表现的弥漫性结缔组织病。其特征是血清抗核抗体（ANA）为代表的多种自身抗体和多系统受累。儿童 SLE 占儿童风湿性疾病的 11%，约占所有 SLE 病例的 20%。儿童 SLE 与成人 SLE 相比，病情更重，常常累及多个系统，发展迅速，预后差。儿童 SLE 的患病率，国外资料估计，(0.36～0.60)/10 万人；我国台湾地区一项调查显示 16 岁以下儿童 SLE 的患病率(5.7～7.0)/10 万人；目前尚无我国内地儿童 SLE 发病率或患病率的报道。发病年龄多在 9 岁以上，女孩多见，男女比例为1：(7～9)。

一、病因和发病机制

确切的病因与发病机制尚不清楚。发病与多种因素有关，包括遗传、免疫、雌激素和环境因素（感染、紫外线辐射、药物）等。可能性机制是在遗传易感素质的基础上，外界环境作用激发机体免疫功能紊乱及免疫调节障碍而引起的自身免疫性疾病。

（一）遗传

本病与 *HLA* 有一定关联，中国人与 *HLA-DR2* 较为密切。患儿亲属可有同病患者，单卵双胎发病率为 24%，双卵为 2%。近年来又发现，*HLA* - Ⅱ类等位基因与 SLE 患者存在的某些自身抗体相关;抗 ds-DNA 抗体高的患者 96% 具有 $HLA\text{-}DQBI$ 0201 或 $DQB\text{ } I$ 0602 或 $DQB1$ 0302(与 DR_4 单倍型连锁);抗磷脂抗体与抗 Sm 抗体也发现与某些型等位基因密切相关;一些补体成分,如 $C2$、$C4$、$C1$ 遗传性基因缺陷也易致本病。

(二)免疫

SLE 是一种异质性疾病,不同患者的免疫异常可能不尽相同。T 细胞绝对值减少及 T 抑制细胞减少,致使 B 细胞功能亢进,自发产生大量自身抗体,如 ANA、抗 DNA 抗体、抗磷脂抗体等,和相应的抗原结合形成大量免疫复合物沉积在靶器官引起多系统疾病,同时,伴随着补体系统激活,血补体降低。

(三)雌激素

本病好发于女性,是男性的 5～9 倍,妊娠和口服避孕药可加重病情,提示本病存在雌激素介导的免疫调节紊乱。SLE 儿童血清卵泡刺激素、黄体生成素和催乳素均较正常为高。

(四)环境

1.感染

SLE 与病毒感染有关,但其作用机制尚不明确。可能通过分子模拟或超抗原作用,破坏自身免疫耐受。

2.紫外线

紫外线照射可诱发或加重病情,紫外线照射皮肤上皮细胞出现凋亡,新抗原暴露而成为自身抗原。

3.药物等

药物可为半抗原,诱发异常的免疫应答。

二、病理

本病的主要病理改变为炎症反应和血管异常。受损器官特征性改变有以下几种,①苏木紫小体:ANA 与细胞核结合,使之变性形成嗜酸性团块;②"洋葱皮样"病变:小动脉周围有显著向心性纤维增生;肾、皮肤活检免疫荧光病理检查,均可见到免疫球蛋白和 IgG、IgM 和补体呈颗粒状沉积。

三、临床表现

(一)一般症状

起病可急可缓,多数早期表现为非特异的全身症状。如发热,热型不规则,以低热较为常见;全身不适,乏力,食欲缺乏、体重下降、脱发等。感染、日晒、药物、精神创伤、手术等均可诱发或加重。

(二)皮肤和黏膜

其最为常见为皮疹,其中 40%~92%患者面部有典型对称性颊部蝶形红斑,跨过鼻梁,边缘清晰,略高出皮面,日晒加重,这些是 SLE 的标志性表现;还可见脱发(20%~52%),光过敏(30%~50%),掌跖红斑、指(趾)端掌侧红斑、甲周红斑等均为血管炎所致;10%~30%患者口腔、鼻黏膜出现红斑、溃疡;15%~20%患者出现雷诺现象;小儿盘状红斑较成人少见,10%~20%病例在整个过程中不出现皮疹。

(三)关节、肌肉症状

70%~80%患者就诊的首发症状出现关节炎或关节痛,其多呈对称性,可为游走性,也可为持续性,约半数患者有晨僵,大多数 X 线检查常无明显改变,肌肉酸痛、无力是常见症状。

(四)肾脏

LN 是本病最常见和最严重的危及生命的主要原因之一,也是影响远期生命质量的关键。与成人相比儿童更多见且严重,肾脏受累亦可谓首发症状,重症可死于尿毒症。40%~90%的患者有肾脏疾病临床表现,如蛋白尿、血尿、管型尿、水肿、血压增高、血尿素氮和肌酐增高等,电镜和免疫荧光检查几乎 100%有肾脏病理学异常。

(五)血液系统

几乎全部患者在某一阶段发生一项或几项血液系统异常,依次有贫血、白细胞减少、血小板减少、血中抗凝物质引起出血现象等。

(六)神经系统

神经系统发生率 17%~95%,其出现警示病情危重。神经系统损害会出现头痛、精神障碍、癫痫样发作、脑神经麻痹,有的甚至最终性格改变、偏瘫及失语等。

(七)心血管系统

10%~50%患者出现心脏病变,包括心包炎、心肌炎、心内膜及瓣膜病变等,其中以心包炎为多见,可表现相应症状。

(八)呼吸系统

肺和胸膜受累约占 50％,其中约 10％患狼疮性肺炎,胸膜炎和胸腔积液较常见,肺实质损害多数为间质性肺炎和肺间质纤维化,引起肺不张和肺功能障碍。特征表现为肺部有斑状浸润影,激素治疗可使影消除。

(九)胃肠道

部分患者可表现为胃肠道症状,如腹痛、腹泻、恶心、呕吐、上消化道出血、便血、腹水、麻痹性肠梗阻等,这是由于胃肠道的血管炎所致。

(十)肝脾及淋巴结

约 75％患儿出现肝大、半数病例有肝功能异常,部分伴黄疸。25％患儿脾大,半数病例可有浅表淋巴结肿大,无压痛。

(十一)眼部症状

眼部受累较普遍,可出现巩膜炎、虹膜炎、结膜炎和视网膜病变,少数视力障碍。

(十二)狼疮危象

狼疮危象是指急性的危及生命的重症 SLE。如急进性狼疮肾炎,严重的中枢神经系统损害,严重的溶血性贫血、血小板减少性紫癜、粒细胞缺乏症,严重心脏损害,严重狼疮性肺炎或肺出血、呼吸窘迫综合征,严重狼疮性肝炎,严重的血管炎,灾难性抗磷脂综合征等。儿童较成人尤易发生危象。

四、辅助检查

(一)一般检查

1.血常规

患儿常有贫血,白细胞和血小板减少,或表现为全血细胞减少。

2.尿常规

如有蛋白尿、血尿。做 24 小时尿蛋白的定量检查,若超过 0.5 g/d,则说明存在蛋白尿,反映了 SLE 累及肾脏。

3.自身抗体检查

ANA 在病情活动时几乎 100％阳性,ANA 阴性时不能完全排除本病;抗ds-DNA 抗体对诊断的特异性较高,但阳性率较低,为 40％～75％,与疾病活动和肾脏损害密切相关,抗体效价随病情缓解而下降;抗 Sm 抗体约在 30％的 SLE

中呈阳性反应,因其特异性高,又称为本病的特异性抗体;对于不典型、轻型或早期病例,按 SLE 标准不足确诊者,若抗 Sm 抗体阳性,结合其他表现可确诊。其他如抗磷脂抗体及 ANCA 亦可阳性。

(二)免疫病理学检查

肾穿活检其组织切片免疫荧光提示:免疫球蛋白主要是 IgG、IgM 伴补体沉积于 SLE 肾炎的肾脏中,沉积有 3 种类型即系膜、内皮下、上皮下。沉积沿肾小球基膜呈颗粒状。皮肤狼疮带试验即应用免疫荧光法在患者皮肤的真皮和表皮结合部位,见到 IgG、IgM 和补体沉积,呈粒状、球状或线状排列成黄绿色荧光带。

(三)补体和蛋白质测定

1.补体 C3 测定

在 SLE 活动,LN,溶血性贫血等急性症状出现时,C3 的含量往往降低。这是由于大量补体成分参与了自身免疫反应消耗所致,补体对疾病的诊断、病情活动及疗效的判断都有很大帮助,

2.免疫球蛋白及血生化指标测定

血清中免疫球蛋白 IgG 显著升高,IgA、IgM 亦升高,γ-球蛋白升高,白/球蛋白比例可倒置,病情活动期 CRP 增加、血沉增快,也可出现血胆固醇增高,轻度胆红素升高,循环免疫复合物测定阳性,严重肾损害者血中尿素氮和肌酐升高。

五、诊断

儿童 SLE 的诊断标准与成人相同,目前多采用美国风湿病学会修订的 SLE 诊断标准,以下是其中的 11 项诊断。

(一)脸颊部蝶形红斑

遍及颊部的扁平或高出皮肤的固定性红斑,常不累及鼻唇沟部位。

(二)盘状红斑

隆起的红斑上覆盖有角质性鳞屑和毛囊栓塞,旧病灶可有萎缩性瘢痕。

(三)光过敏

日光照射可引起皮肤过敏。

(四)口腔溃疡

口腔或鼻咽部无痛性溃疡。

(五)关节炎

非侵蚀性关节炎,常累及 2 个或以上的周围关节,以关节肿痛或渗液为特点。

(六)浆膜炎

胸膜炎:胸痛、胸膜摩擦音、胸膜渗液。心包炎:心电图异常、心包摩擦音或心包渗液。

(七)肾脏病变

血尿,持续性蛋白尿,＞0.5 g/d 或＋＋＋,细胞管型。

(八)神经系统异常

非药物或代谢紊乱(如尿毒症、酮症酸中毒或电解质紊乱)所致的抽搐或精神症状。

(九)血液学异常

溶血性贫血伴网织红细胞增多;白细胞计数减少,至少 2 次测定＜4×10⁹/L,淋巴细胞计数减少,至少 2 次测定＜1.5×10⁹/L;血小板计数减少,＜100×10⁹/L(除外药物影响)。

(十)免疫学异常

抗 dsDNA 抗体阳性/抗 Sm 抗体阳性/抗磷脂抗体阳性,具备抗心磷脂抗体或狼疮抗凝物或至少持续 6 个月梅毒试验假阳性中 1 项即可。

(十一)ANA

免疫荧光法或其他相应方法检测、ANA 抗体滴度异常,并排除药物因素。

符合上述条件 4 项或 4 项以上者即可诊断为 SLE。此诊断标准的敏感性和特异性分别为 95% 和 85%。需要强调的是,患者病情的初始或许不具备分类标准中的 4 条,随着病情的进展才出现其他项目的表现。11 条分类标准中,免疫学异常和高滴度抗核抗体更具有诊断意义。一旦患者免疫学异常,即使临床诊断不够条件,也应密切随访,以便尽早做出诊断和及时治疗。

六、鉴别诊断

(一)幼年特发性关节炎

幼年特发性关节炎表现为对称性的关节肿痛,可有进行性畸形表现,少有肾损害,RF 因子高滴度阳性,但抗 ds-DNA 抗体及抗 Sm 抗体多阴性。

(二)多发性肌炎和皮肌炎

肌痛及肌无力明显,肌酶谱明显升高,肾损害少,抗 ds-DNA 抗体及抗 Sm 抗体多阴性。

(三)混合性结缔组织病

一般有手指腊肠样肿胀,雷诺现象更为严重,肌炎症状重,抗 RNP 抗体高滴度阳性,抗 Sm 抗体阴性。

其他需要鉴别的疾病还包括血管炎、细菌或病毒感染、各种类型的肾脏病、慢性活动性肝炎、血液病如血小板减少性紫癜、溶血性贫血等,均有原发病的相应表现。

七、治疗

治疗原则为积极控制狼疮活动、改善和控制脏器损害,坚持长期规律治疗,加强随访,尽可能减少药物不良反应以改善患儿生活质量。

(一)一般治疗

卧床休息,加强营养,低盐饮食,避免日光暴晒及预防接种,慎用各种药物,以免诱发疾病活动,预防感染。

(二)传统药物治疗

1.糖皮质激素

泼尼松 1.5～2 mg/(kg·d),总量≤60 mg,分次服用;病情控制,实验室检查基本正常后酌情缓慢减量,减至 5～10 mg/d,维持数年。重症静脉注射甲泼尼龙冲击疗法:10～30 mg/(kg·d),共 3 天,3 天后用泼尼松 1 mg/(kg·d),分次服用。注意血压,必要时加用血管扩张剂。

2.非甾体抗炎药和羟氯喹

对于轻度 SLE 患儿或有严重感染而暂不能应用免疫抑制剂的患儿,此两类药物仍是首选的一线药物,对于皮疹、关节疼痛有效果,且不良反应相对较轻,非甾体抗感染药主要是消化道刺激症状,应饭后服用,且必要时可联合口服黏膜保护药;羟氯喹剂量为 4～6 mg/(kg·d),可 1 次或分 2 次服用。明显不良反应是视力损伤,SLE 患儿在服用时,应隔期复查视力。目前主张尽早应用免疫抑制剂治疗特别是有肾脏或神经系统受累时,常用药为环磷酰胺、硫唑嘌呤和甲氨蝶呤等。

3.免疫抑制剂

(1)环磷酰胺对各类 SLE 均有效,特别是严重肾脏损害如弥漫性增生性肾炎、中枢神经系统和肺损害，早期与糖皮质激素联合使用是降低病死率和提高生命质量的关键。其剂量为每次 $0.5 \sim 1$ g/m^2。每月1次，连用 6 次。之后改为每 3 个月 1 次，维持 $1 \sim 3$ 年。同时将泼尼松减量至 0.5 mg/(kg·d)。冲击治疗时要注意以下两点，①急性肾衰竭，当肌酐清除率为 20 mL/min 时，可在甲泼尼龙冲击获得缓解后，再进行环磷酰胺冲击。冲击时应充分水化（每天入水量为 2 000 mL/m^2）；②近 2 周内有过严重感染，或白细胞计数为 4×10^9/L，或对环磷酰胺过敏，或2周内用过其他细胞等免疫抑制剂，重症肾病综合征表现，人血白蛋白2 g/L时，应慎用环磷酰胺。

（2）甲氨蝶呤与硫唑嘌呤可分别与糖皮质激素联合应用，甲氨蝶呤的剂量为 $5 \sim 10$ mg/m^2，每周1次顿服，对控制 SLE 的活动及减少糖皮质激素应用量有较好的作用，但不适合于重症狼疮肾炎和中枢神经系统狼疮的治疗。

（3）环孢素：由于该药即有肾毒性并使血管收缩而引起高血压，在儿童 SLE 尚未广泛应用。

（4）霉酚酸酯：欧洲已有学者提出在儿童 SLE 的诱导缓解方案中口服霉酚酸酯可以作为与环磷酰胺等同位置的选择之一，霉酚酸酯剂量为 $15 \sim 30$ mg/(kg·d)，分 3 次口服。

（5）来氟米特：为一新型的合成类免疫抑制剂，近年成人多中心随机对照研究显示，来氟米特联合糖皮质激素治疗增生性狼疮肾炎有很好的疗效，并且其药效和安全性与环磷酰胺类似。

（三）辅助治疗方案

1.血浆置换

在重症 SLE 患儿中，血浆置换不失为一种较好的治疗方法，但在使用血浆置换疗法时，必须同时予患者足量的免疫抑制剂，以免 T、B 淋巴细胞的功能活化产生抗体回弹现象。

2.静脉注射丙种球蛋白

可作为联合治疗的一部分，主要用于重症 SLE、激素和/或免疫抑制剂治疗无效、并发严重感染、顽固性血小板减少的长期治疗。方法：400 mg/(kg·d)，连用 $2 \sim 5$ 天，以后酌情每月 1 次；或 1 g/(kg·d)，1 天内静脉滴注。

3.生物制剂

由于自身免疫性 B 淋巴细胞在 SLE 发病中的重要作用，近年来清除 B 淋巴细胞的生物治疗取得了很好的疗效，但其最大弊端是费用较高。除了目前应用的抗 CD20 分子的利妥昔单抗以外，其他一些药物也已在国外上市或者正在进行临床试验中。

八、预后

SLE 的预后与过去相比已有显著提高,1 年存活率 96%,5 年存活率 90%,10 年存活率已超过 80%。儿童 SLE 的预后较成人差,与疾病的活动程度、肾脏损害的类型和进展情况、临床血管炎的表现及多系统受累的情况有关。弥漫增殖性狼疮肾炎和持续中枢神经系统病变预后最差。该病死亡原因常见为感染、肾衰竭、中枢神经系统病变和脑血管意外、肺出血、肺动脉高压及心肌梗死等。

参 考 文 献

[1] 王燕.临床用药与儿科疾病诊疗[M].长春:吉林科学技术出版社,2020.

[2] 夏正坤,黄松明.儿科医师诊疗手册[M].北京:科学技术文献出版社,2021.

[3] 董洪贞.实用临床儿科疾病诊疗思维与实践[M].长春:吉林科学技术出版社,2020.

[4] 李斌.儿科疾病临床诊疗实践[M].开封:河南大学出版社,2020.

[5] 张成红.实用临床儿科疾病诊疗常规[M].哈尔滨:黑龙江科学技术出版社,2020.

[6] 吴超.现代临床儿科疾病诊疗学[M].开封:河南大学出版社,2021.

[7] 刘庆华.现代儿科常见病临床诊疗[M].汕头:汕头大学出版社,2020.

[8] 李倩.临床儿科常见病诊疗精要[M].北京:中国纺织出版社,2020.

[9] 张姣姣.实用儿科常见病临床诊疗[M].北京:科学技术文献出版社,2020.

[10] 王伟丽.儿科与新生儿疾病诊疗实践[M].北京:科学技术文献出版社,2021.

[11] 梁婵婵.儿科疾病诊疗与临床合理用药[M].乌鲁木齐:新疆人民卫生出版社,2020.

[12] 于吉聪.临床儿科诊疗进展[M].哈尔滨:黑龙江科学技术出版社,2020.

[13] 许铖.现代临床儿科疾病诊疗学[M].天津:天津科学技术出版社,2020.

[14] 梅梅.儿科学基础与诊疗要点[M].北京:中国纺织出版社,2021.

[15] 徐明.儿科疾病基础与临床诊疗学[M].天津:天津科学技术出版社,2020.

[16] 王显鹤.现代儿科疾病诊治与急症急救[M].北京:中国纺织出版社,2020.

[17] 王健.新编临床儿科诊疗精粹[M].上海:上海交通大学出版社,2020.

[18] 宫化芬.现代儿科诊疗实践[M].长春:吉林科学技术出版社,2019.

[19] 孙荣荣.临床儿科诊疗进展[M].青岛:中国海洋大学出版社,2019.

[20] 郭燕.临床儿科诊疗思维与实践[M].长春:吉林科学技术出版社,2020.

[21] 孙锟.儿科临床决策支持手册[M].北京:人民卫生出版社,2021.

[22] 郑强.实用临床儿科诊疗实践[M].长春:吉林科学技术出版社,2019.

[23] 王苗.儿科疾病临床诊疗[M].长春:吉林科学技术出版社,2019.

[24] 赵小然,代冰,陈继昌.儿科常见疾病临床处置[M].北京:中国纺织出版社,2021.

[25] 郝德华.儿科常见病诊疗[M].长春:吉林科学技术出版社,2019.

[26] 王翠霞.儿科常见病诊疗常规[M].天津:天津科学技术出版社,2020.

[27] 李霞.实用儿科疾病诊疗学[M].长春:吉林科学技术出版社,2019.

[28] 杜爱华.儿科诊疗技术与临床实践[M].北京:科学技术文献出版社,2020.

[29] 刘峰.现代儿科疾病诊疗学[M].长春:吉林科学技术出版社,2019.

[30] 万忆春.实用儿科疾病诊疗精要[M].长春:吉林科学技术出版社,2019.

[31] 刘丽.儿科诊疗技术与临床应用[M].北京:科学技术文献出版社,2020.

[32] 侯瑞英.临床儿科疾病诊疗与相关病理检查[M].长春:吉林科学技术出版社,2019.

[33] 郝菊美.现代儿科疾病诊疗[M].沈阳:沈阳出版社,2020.

[34] 徐维民.儿科疾病临床诊疗进展与实践[M].上海:同济大学出版社,2019.

[35] 萧建华.儿科临床规范诊疗与新进展[M].北京:科学技术文献出版社,2020.

[36] 陈冬梅,田庆玲,张润春,等.肠道益生菌联合纳洛酮对重症手足口病患儿免疫球蛋白水平及肠黏膜屏障功能的影响[J].中国药业,2021,30(13):96-98.

[37] 兰婷婷,邓全敏,詹璐.蓝光光疗对新生儿黄疸的临床疗效及其对生长发育的影响[J].川北医学院学报,2020,35(2):305-308.

[38] 王燕妮,汤勉.儿童胃炎 Hp 感染与其病理关联性分析[J].中国妇幼健康研究,2020,31(3):351-354.

[39] 元芳芳,陈惠军,康天,等.综合康复治疗对小儿脑瘫合并癫痫患儿的临床疗效分析[J].现代诊断与治疗,2020,31(9):1438-1439.

[40] 李敏,王静,李晓.沙美特罗氟替卡松粉吸入剂治疗儿童支气管哮喘疗效及对炎症因子影响分析[J].黑龙江医学,2021,45(11):1186-1187.